文成天縱

李鴻濤 主編

ZHONGYI GUJI XIJIAN GAO-CHAOBEN JIKAN

中醫古籍稀見稿抄本輯刊

③

廣西師范大學出版社
GUANGXI NORMAL UNIVERSITY PRESS
·桂林·

第三册目録

三、本草

脉法彙編三卷

〔明〕程式、李梃著　〔清〕葛效績纂

清抄本

脉法彙編三卷

本書爲中醫脉診類專著。程式，字心源，一字若水，號建武居士，江西南城人，明代醫家。精研醫學經典，推崇金元四家學説，著有《程氏醫彀》十六卷。李梴，字健齋，江西南豐人，明代著名儒醫，著有《醫學入門》九卷。葛效績，字宛陸。本書輯録歷代脉學名著而成。卷一題爲程式撰，包含約言、論四時脉法、辨表裏脉法、辨虚實脉法、辨寒熱脉法、辨氣病血病脉法、辨形氣有餘不足合脉法、辨五色合脉法、辨諸死脉法、三捷法，并録李中梓（字士材）脉訣中脉位法天地五行之説、因形氣以定診之説、脉無根有根兩説、尺寸分經與絡、一歲之中脉象不可再見、脉有亢制、老少脉异等篇，以及張介賓（字景岳）《景岳全書》脉論中的獨論、胃氣解、真辨、從捨辨、逆順辨。卷二題爲李梴著，包含寸關尺定位、臟腑定位、諸脉體狀、諸脉相類、諸脉主病、諸脉相兼主病、臟腑六脉診法、氣口人迎脉訣，以及《醫學入門》中總看三部脉法。卷三亦題爲李梴著，包含傷寒脉法、雜病脉法、婦人脉法、成童脉法、癰疽脉法、形色脉相應歌訣、觀病生死之候歌訣。全書引用的古籍有《形色外診簡摩》《四言脉訣》《醫學入門》等。

脈法彙編

浮芤滑實弦緊洪　七表

微沉緩濇遲伏濡弱　八裡

長短動牢細虛促結代　九道

脉法彙編卷之一

建武程　式若水著

虞山葛效績究陸纂

約言

夫人身之脉六陰六陽總之不出三部九候其玄微之旨超悟最難即究心内經洎叔和脉訣而不能緣諸病者之脉比類而推之終莫得其解也臨症診視抑安能辨病之源委别脉之生死哉此業醫者不可不精脉理而所以精脉理者又非淺譾昧闇之夫可與能也予肆盡心力而究竟之今日看某病得某脉立某方而疾愈明日看某病得某脉立某方而疾亦愈返相推勘概悟者必再思以盡其變符合者不遑計以究其常閲數年

後豁然貫通有得心應手之妙第経之中間有不符者蓋道其常未盡語其變也至叔和之脉訣其所應驗者固多如彼應而此不盡應者有之此驗而彼不盡驗者有之即彼此而毫無應驗者有之非和立言之謬也蓋氣運稟賦隨時升降今昔之不相及故耳是故所貴乎醫者當隨時因應緣症變通不可不微古尤不可泥任古也若必執古人之言為今人之鑑則症有方書所未載者又將憑何以治之耶甚矣醫道之難言也惟明敏者能會其意于筌第之外而闇鈍者祗泥其跡于糟粕之中此経訣之旨所由晦而醫之殺人者比比然也予診脉以三百六十

五動為率蓋人身脉絡穴有三百六十零與天運之數同故也
如診得某脉病乃受之某脉必先責其受授之源某脉病將傳
之某脉必豫防其傳染之变某脉病將傳之無所受亦無所傳
則専從本脉治之某脉病其母脉虚當急補其母庶子可得母
養至本脉之子亦宜急補之令彼無所洩如是而病脉自復矣
某脉病其子脉虚當急補其子庶母不為子累至本脉之母亦
宜急補之令彼有所滋如是而病脉自完矣某脉病其賊脉盛
夫賊之名非本脉之讎乎賊盛勢必乘邪淫来勝本脉法當培
本脉而伐賊脉矣又必益賊之鬼使其有所制損賊之母俾其

無所資如是則賊平而本脉自强也已其脉病其妻脉旺夫妻之子非本脉之賊乎妻旺勢必生賊脉來剋本脉法宜培本脉而伐妻脉矣又必扶本脉之子干以制其賊遂本脉之母得以衛其子如是則賊脉伏而本脉自固也已其脉病有餘則寫者損之一定之法也又必損其子若母令有餘之勢易殺其脉病不足則虚者益之必然之理也又必益其子若母令不足之候易培于持此治病兼察形色神氣洎濕鬱痰治之殆百相治而百相愈者

持脉節要此持脉之大要即用藥之準繩医家不知無不殺人

夫診脉之法先須誠意正心絕慮忘情調和自己氣息伺病人氣息亦宜先將病人男左女右手以中指定于關部却齊下二指按寸尺二部次手皆然長人踈下指矮人密下指却以三次指初候皮膚之上次候肌肉之間又次候肌肉之間下見在何處如見肌肉間者不浮不沉不虛不寔大小左右尺寸相等應于四時合于五至有自然委和之氣此乃平人之脉倘一不和則為病却將浮沉遲數弦緩滑濇長短促結代散洪微虛寔等脉逐一診候明白何者盖脉無单見者有一二樣兼見者不可以一二樣斷之如見浮沉之脉則表裏分矣却再辨他脉俱做

前推之推之已盡仍將左右手大小之脉定其内外出入之病又以寸關尺盛衰决其上中下三部之病如浮主表沉主裏虛乃元氣不足寔乃邪氣有餘數則爲熱遲則爲寒弦爲氣血不舒緩爲氣血不斂滑爲血滞澁爲氣滞長爲邪氣盛短爲正氣虛促寔乃熱盛而有滞結寔乃寒盛而有聚如病後元氣極虛不能接續若見結脉爲可治若見促脉爲難瘥代者元氣已絶散者真陽已散凡察諸脉必先以虛寔爲本浮沉爲標餘脉定其寒熱氣血疼痛積聚等症如寸脉不和主上部之病關脉不和主中部之病尺脉不和主下部之病左脉不和主左主血右

脉不和主右主氣男子寸脉虛而不及于尺主氣不足寸脉太過于尺主氣有餘女子尺脉虛而不及于寸主血不足尺脉太過于寸主血有餘凡診三部之中浮沉之间脉不見者則當委曲求之若有若無此為陰陽伏匿必以形氣神色相參看之如形色神氣不憊有無之脉不脱于中而滯澁此邪氣伏藏若形氣神色已憊中脉已離浮沉微有此乃天真絶矣大凡外入之病其脉左大于右寸盛于尺惟勞役飲食所傷者雖為外入亦屬内傷故右手氣口大于人迎也然勞役傷者两寸俱虛飲食傷者右關微盛跌蹼傷者氣血皆滯脉弦濇滑為異左脉不和

卷一　四

傷其左右脉不和傷其右病如内出者則右脉大于左先天榮氣病者其脉弦小而數尺盛于寸後天衛氣病者其脉滑大而數兩寸微盛若寸大于左外入有餘之病見陽脉則爲易治内出不足之病見陰脉則爲可治反則不救如浮沉之間中有脉者可生無脉者必死蓋中者脾胃之氣也豈惟飲食賴其剋化有病脉症亦賴胃氣施布胃氣既失其死決矣再觀形色神氣病症有餘不足合脉察其表裏虛實寒熱氣血之病如此則可以爲診脉規繩矣

論四時脉法

春脉屬木陽氣始升于内陰氣尚存于外陽氣欲升被陰氣所遏搏激擊而動萬物方長故人脉應弦夏脉屬火陽氣浮散陰氣内伏陽氣獨盛無陰所隔萬物茂盛人脉應洪秋脉屬金陽氣始降陰氣始盛陽氣收斂萬物凋凌人脉應毛冬脉屬水陽氣沉潛于内陰氣大盛于外萬類收藏人脉應石四季之中屬土不升不降分養四季之脉萬物賴土而生成在于四脉之中應緩凡診平人脉皆見于肌肉之間脉来至數分明合于五、遇春緩而微弦遇夏緩而微洪遇秋緩而微毛遇冬緩而石皆不離緩主于土萬物得土而生成故人脉以緩為本[illegible]必無

和之氣胃氣也非不斂之緩也故經云單見四時脉者死乃無緩脉之謂也即所謂有胃氣者生無胃氣者死是也

辨表裏脉法

凡有此症必有此脉經言浮者表也沉者裏也浮乃皮膚之間沉乃肌肉之下此表裏之綱領診脉之大象也如有此症不見此脉者乃義未盡耳如有表症其脉不浮見于肌肉之間按之不足輕舉有餘如波濤之狀泛上而急亦為表也如有裏症其脉不沉見于肌肉之間舉之不足按之有餘如漫流之水沉靜不急亦為裏也寸盛主表尺盛主裏虛為不足實為有餘再以

形症兼參表裏之脉症自然端的明白

辨虛實脉法

凡治諸疾必以虛實二脉為本務委曲詳審察其脉勢所来厚薄滑澁有神無神如滑利力薄無神則為虛澁滯力厚有神則為實再以形症神色動静相參虛實之脉無不的矣

辨寒热脉法

凡病寒热當以遅数二脉為標虛實為本如热症見数脉按之不鼓滑利而虛者為元氣不足虛火遊行于外是非真热乃假热也當作不足治之若診而實方為真热如寒症見遅脉診之

鼓擊澁滯而實者乃邪太盛實火伏匿于內亦非真寒乃假寒也當作有餘治之若診而虛方爲真寒再以形症動靜參之寒热之脉其真假必無差矣

辨氣病血病脉法

凡人受病多因氣血盈虧其診必有虛實動靜之殊男女晝夜之異如弦澁而實邪氣之實也緩滑而虛正氣之虛也弦滑而實血實也弦滑而虛血虛也洪數而實陽盛陰虛也微遲而虛陰盛陽虛也寸盛氣盛寸衰氣衰尺盛血盛尺衰血衰左主血右主氣左實主血實左虛主血虛右實主氣實右虛主氣虛男

子氣主于寸女子血主于尺動者氣也靜者血也日盛者氣病也夜盛者血病也再以形症相參而氣病血病之脉無不的矣

辨形氣有餘不足合脉法

凡人有形必有脉脉爲人之本形乃人之標標本相應爲順相失爲逆形盛脉大爲順脉小爲逆形瘦脉小爲順脉大爲逆暴病有餘形盛脉洪而實爲順脉微而虛爲逆久病不足形瘦脉遲而緩爲順脉數而實爲逆形氣有餘病氣不足其脉宜緩宜虛形氣不足病氣有餘其脉宜數宜實經云形盛脉細少氣不足以息者危形羸脉大胸中多氣者死形氣相得者生形氣不

调者病斯言信然哉

辨五色合脉法

夫色者乃五藏之精華神氣所聚也獨見于面面者乃諸陽之所會也色者乃陽氣之所化也故獨見于面有青黃赤白黑之分五藏主應之異以精晦暗為主則吉凶悔吝昭然可見凡如青色主肝合應于筋赤色主心合應血脉色黃主脾合應肌肉色白主肺合應皮毛色黑主腎合應于骨此乃經常自然之理凡人各稟一色如青黃赤白黑精明內有神者內者肌肉之內也元氣盛也精明內少神者元氣薄也若內出之病色則漸變其常色

見于外內火神者病神脫者死如外入之病而色即變其常青黑為痛黃赤為熱白為寒凡外入有餘之病形盛色暗無神見陰脉死（陰脉者何 虛脉是也）微暗有神見陽脉者生（陽脉者何 實脉是也）內出不迭之病形瘦色見于無神（外者見于皮 膚之間也）兼見陽脉者死色見有神見陰脉者生故久病忌紅見于外新病忌色暗于內色為天脉為地相生為順相尅為逆經云色以應日脉以應月二者不可偏廢故曰色脉色脉者乃人身之根本醫家之樞要學者不可輕視也故經云能合色脉可以萬全

辨諸死脉法

今按諸書死脉所云彈石脉在筋骨間舉按劈劈然雀啄脉在筋肉間如雀啄食連連湊指忽然頓絶良久復来屋漏脉在肌肉下如棧溜之滴濺起無力解索脉在皮膚間如解亂索之狀指下散散無復次第蝦遊脉在皮膚間始則冉冉不動少焉瞥然而去久之倏然復来魚翔脉在皮膚間其本不動而末徤擺如魚在水中身首貼然而尾獨悠揚之狀釜沸脉在肌肉上有出無入涌涌如羮上肥損脉者在肌肉之下一息来三至二至一至也至脉者在肌肉之上一息脉来八至九至十至也覆脉者在皮膚間從上至下動至尺澤穴也溢脉者在皮膚間從下至

上動至魚際穴也動脉者平人脉来五十動不見代止五藏氣
完而無危病四十動而代止者一藏無氣四年死三十而動代
止者二藏無氣三年死二十動而代止者三藏無氣二年死有
病之人不在此例十動而代止者四藏無氣一年死又云陽症
見陰脉者死吐血衄血宜脉小忌脉大腹脹之脉宜浮大忌虛
小如是等症不及悉舉第以前脉而明其受病之源如彈石雀
啄等脉皆屬于陰脉見肌肉之下乃外来之邪傳裏元氣被塞
已絶不得接續故脉来斷絶而死如解索蝦遊魚翔釜沸等脉
亦是陰脉見皮膚之間亦外来之邪元氣被傷太重虛極不能

收斂散亂于外而死損脉者為陰乃外入之病真陽已傷孤陰獨盛脉来至數太減故死也至脉者為陽乃内出之病真陰已絶孤陽獨盛脉来至數太過故死也如覆溢之脉乃内傷太重陰陽關格不相入太過本位故見此脉者死動止脉者乃内傷日久五藏之氣已絶脉氣行至所絶之藏即止他藏代之故名代雖無病之人見此亦死如陽症見陰脉死吐衄見脉大死腹脹見脉虚小死苛症不過外入有餘之病忌見陰脉内出不足之病忌見陽脉而死雖如此分辨所得病症之源明矣予診脉有見諸死脉而死皆有不見諸死脉而死者晝夜思繹始悟不過

陰陽二脉以中為主如外之病見陽脉不離其中者生（中者諸肌肉之間也）見陰脉離于中死雖見陽脉不離其中悞服藥者亦死如内出之病見陰脉不離其中者生見陽脉離于中者死雖見陰脉不離其中悞服藥者亦死蓋外入有餘之邪所伏元氣相敵元氣屬陽若見陽脉元氣尚存故生若見陰脉先天真陽元陽氣已絶不能相敵故死雖見陽脉不離其中悞服藥者亦死内出不足之病乃因邪火内熾日漸煎熬先天真陽之氣受虧若見陰脉真陽尚存故知不死若見陽脉邪火太盛真陰内絶故死雖見陰脉不離其中悞服藥者亦死蓋中者乃脾胃之應人以

胃氣為主如浮沉之間中有脉者是知不死因得其理後得陰陽二脉為標中脉為本診候諸疾百發百中

三提法。

診脉自有三提法氣口人迎兩尺澤百病都作一般推大意如斯甚明白且如人迎脉一盛便是風寒暑濕症惡寒發熱更差殊四証四脉要審訂浮数有力為感寒浮数無力係風症浮虛主暑澀主濕正氣與邪交相併外入之邪居左手宜然陽症見陽脉医家臨病不須慮次第施行發表掛若加陰脉宜難医要曉先天元氣虛邪侵其主不相敵故見陰脉終受虧氣口主內

却不同或見虛微或見洪虛微氣血俱虛候洪數為熱宦相同
喜散怒弦憂必濇思短悲結恐沉從獨有動脉主何病七情之
内屬于驚右手專司内出症病從内出屬于陰怕加邪火来消
爍故忌脉陽到来侵外入内出病之要決病宜過此玄妙死生
吉凶不容默寄與醫家明此與然中形色見榮枯窮厎生身受
氣初五色青黄赤白黑各人禀得不相同病中凶吉果何驗暴
病疑晦久則見陽見榮華光澤明陰晦駁雜滯濁黯可參暴病
從外入●客寒暑不調客邪逆若然色脉皆是陰元陽消索病為
急久病元来從火斷七情内出傷為亂色見陽邪大侵合前陽

卷一　十一

脉從剖判人迎一盛六脉平此為風寒暑濕乘氣口一盛六脉小不因他病由七情两尺若見洪数脉男則為虚女宅安两尺若見微濇脉便濁遺精小便白大凡两手關脉上未飲食時脉不旺纔逢飲食脉便高日ミ如斯本脉壮左關脉弱為痰勞右關脉滑食不消左關微濇為血少右關脉弱皮寒招左關数實血之热右關数實氣之结寸關尺部已分明仔细推详為妙诀

以下録李士材脉诀　虞山葛效續究陸甫纂輯

脉位法天地五行之説

北方為坎水之位也南方為離火之位也東方為震木之位也

西方爲兊金之位也中央爲坤土之位也人身一小天地故脉位應之試南面而立以觀兩手之部位心屬火居寸亦在南也腎屬水居尺亦在北也肝屬木居左亦在東也肺屬金居右亦在西也脾屬土居關亦在中也以五行相生之理言之天一生水故先從左尺腎水生左關肝木肝木生左寸心火心火爲君主其位至高不可下乃分權于相火相火寓于右腎腎本水也而火寓焉如龍伏海底有火相隨右尺相火生右關脾土脾土生右寸肺金金復生水循環無窮此相生之理也更以五行相剋之理言之相火在右尺將來剋金賴對待之左尺眞腎水也

卷一　十二

火得水制則不乘金矣脾土在右關將来剋水賴對待之左關寔肝木也土得木制則不侮水矣肺金在右寸將来剋木賴對待之左尺實心火也金得火制則不賊木矣右手三部皆得左手三部制矣而左手三部竟無制者獨何歟右寸之肺金有子腎水可復母仇右關之脾土有子肺金可復母仇右尺之相火有子脾土可復母仇是受制于人者仍可制夫人此相尅之理也

因形氣以定診之說

逐脉審察者一成之矩也隨人變通者圓機之士也肥盛之人

氣居于表六脉常帶浮洪瘦小之人氣斂于中六脉常帶沉數
性急之人五至方為平脉性緩之人四至便作热醫北方之人
每見寔強南方之人恒多軟弱少壯之脉多大老年之脉多虚
酒後之脉常數飯後之脉常洪遠行之必疾久饑之脉必空室
女尼姑多濡弱嬰兒之脉常七至经曰形氣相得者生三五不
調者死其可不察于此乎

脉無根有两説

一以尺中為根人之有尺猶樹之有根水為天一之元先天命
根也王叔和曰寸關雖無尺猶不绝如此之流何憂殞滅謂其

有根也若腎獨敗是無根矣　一以沉候為根經曰諸浮脉無根者皆死是謂有表無裏孤陽不生造化所以亘萬古而不息者一陰一陽互為根也陰既絕矣孤陽豈能獨存乎　二說似乎不同實則一致兩尺為腎部沉候之六脉皆腎也然則兩尺之無根與沉取之無根總之腎水絕也

尺寸分經與絡

寸部者經脉之應也尺部者絡脉之應也寸部熱滿尺部寒濇此絡氣不足經氣有餘也秋冬死春夏生寸部寒濇尺部熱滿此經氣不足絡氣有餘也春夏死秋冬生

一歲之中脉象不可再見

春弦夏洪秋濇冬石各隨時令而見此爲平也如春宜弦而得洪脉者至夏必死得濇脉者至秋必死得石脉者至冬必死爲真藏之氣先泄也其象先見于非時當其時不能再見矣

脉有亢制

經曰亢則害承乃制此言太過之害也亢者過于上而不能下也承者受也亢極則反受制也如火本剋金剋之太過則爲亢而金之子爲水可以制火乘其火虛來復母仇而火反受其制矣在脉則當何如曰陽盛者脉必洪大至陽盛之極而脉反沉

卷一　十四

伏匿陽極似陰也此乾之上九亢龍有悔也陰盛者脈必細微至陰盛之極而脈反躁疾陰極似陽也此坤之上六龍戰于野也凡過極者反兼勝己之化也

老少脈異

老者脈宜衰弱若過旺者病也壯者脈宜充實若衰弱者病雖然老者脈旺而非躁此稟之厚壽之徵也如其躁疾有表無裏此名孤陽死期近矣壯盛者脈細而和緩三部同等此稟之靜養之定也若細而勁直前後不等死期至矣

以下錄張景岳脈法

虞山葛效續宛陸纂

獨論

診脉之要豈拘拘于部位哉有如頭痛一症病本在上兩寸其應也若以經藏言之則少陽陽明之痛不應在兩關乎太陽之痛不應在左尺乎上下若分此難言也又如淋遺一症病本在下尺中所主也若氣有不攝病在右寸矣神有不固病在左寸矣源流若辨此難言也然則診在經藏乎而不知以經藏言則脉制相移不可執也以部位言則上下相關不可泥也故善為脉者貴在察神不在察形察形者形千形萬不得其要察神者惟精惟一獨見其真也獨之為義有部位之獨也有藏氣之獨

也有脉體之獨也部位之獨者謂諸部無恙惟此稍異之處藏奸此其獨也藏氣之獨者不得以部位為拘也如諸見洪者皆是心脉諸見弦者皆是肝脉肺之浮脾之緩腎之石五臟之中各有五脉五脉互見獨乖者病乖而強者即本藏之有餘乖而弱者即本藏之不足此藏氣之獨也脉體之獨者如經所云獨小者病獨大者病獨疾者病獨遲者病獨熱者病獨寒者病獨陷下者病此脉體之獨也總此三者獨義見矣夫既謂之獨何以有三而不知三者之獨亦總歸于獨小獨大之類但得其一而即見病之本矣經曰得其要者一言而終其是之謂歟

胃氣解

凡診脉須知胃氣如經曰人以水穀為本故人絶水穀則死脉無胃氣亦死又曰脉弱以滑是有胃氣又曰邪氣来也緊而疾穀氣来也徐而和又曰五味入口藏于胃以養五藏氣是以五藏六府之氣味皆出于胃而變見于氣口是可見穀氣即胃氣胃氣即元氣也夫元氣之来力和而緩邪氣之至力強而峻高陽生曰阿阿緩若陽春柳此是脾家脉四季即胃氣之謂也故凡診脉者無論浮沉遲數雖值諸病疊見而但于邪脉中得兼見滑徐和之象者便是五藏中俱有胃氣病必無害也何也

蓋胃氣者正氣也病氣者邪氣也夫邪正不兩立一勝則一負凡邪氣勝則正氣敗正氣至則邪氣退矣若欲察病之進退吉凶者但當以胃氣為主察之之法如今日尚和緩明日更弦急知邪氣之愈進今日甚弦急明日稍和緩知胃氣之漸至即如頃刻之間初急後緩者胃氣之來也初緩後急者胃氣之去也此察邪正進退之法也至于死生之兆亦惟以胃氣為主夫胃氣中和王于四季故春脉微弦而和緩夏脉微鈎而和緩秋脉微毛而和緩冬脉微石而和緩此胃氣之常即平人之脉也若脉無胃氣即名真藏脉見真藏脉何以當死蓋人有元氣出自

先天即天氣也為精神之父人有胃氣出乎後天即地氣也為血氣之母其在後天必本先天為主持在先天必賴後天為滋養者所養者死者所本者亦死何從驗之如但絃但鉤但毛但石之類皆真藏也此以孤藏之氣獨見而胃氣不能相及故當死也且脾胃屬土脉本和緩土惟畏木脉則絃強凡脉見絃急此為土敗木賊大非佳兆若絃急之微者尚可救療絃急之甚者胃氣其窮矣

真辨

據脉法所言凡浮為在表沉為在裏數為多熱遲為多寒絃強

為熱實微細為虛是固然矣然疑似中尤有真辨此其關係非小不可不察也如浮雖屬表而凡陰虛血少中氣虧損者必浮而無力是浮不可以槩言表沉雖屬裏而凡表邪初感之深者寒束皮毛脈不能達其必脈沉緊是沉不可以槩言裏數為熱而真熱者未必數凡虛損之症陰陽俱困氣血張皇虛甚者數必甚是數不可以槩言熱遲雖為寒凡傷寒初退餘熱未清脈多遲滑是遲不可以槩言寒弦強類實而真陰胃氣大虧及陰陽關格等症脈必豁大而弦健是強不可以槩言實微細類虛而凡痛極氣閉營衛壅滯不通者脈必伏匿是伏不可以槩言虛

由此推之則凡諸脉之中皆有疑似皆有真辨能及之者其殆有左右逢源之樂乎未易言也未易言也

從舍辨

凡治病之法有當舍證從脉者有當舍脉從證者何也蓋證有真假脉亦有真假凡見脉證有不相合者則必有一真一假隱乎其中矣故有以陽證見陰脉者有以陰證見陽脉者有以虛證見寔脉者有以實證見虛脉者此陰彼陽此虛彼寔將何從乎病而遇此最難下手最易差錯不有真見必致殺人矧今人止知見在不識隱微凡遇證之寔而脉之虛者必直攻其證而

忘其脉之真虚也或遇症之實而脉之虚者必直攻其症而忘其脉之真虚也或遇脉之經大而症之虚者亦必直攻其脉而忘其症之非實也此其故正以似虚似實疑本難明當舍當從孰知其要医有迷途莫此爲甚余尝欲察之矣大都症實脉虚者必其症爲假實也脉實症虚者必其脉爲假實也何以見之如外雖煩热而脉見微弱者必火虚也腹雖脹滿而脉見微弱者必胃虚也虚火虚脹其堪攻乎此宜從脉之虚不從症之實也其有本無煩热而脉見洪數者非火邪也本無脹滞而脉見經強者非内實也無热無脹其堪瀉乎此宜從症之虚不從脉

之實也凡此之類但此言假實不言假虛果何意也蓋實有假實虛無假虛假實者病多变幻此其所以有假也假虛者虧損既露此其所以無假也大凡脉症不合者中必有奸必先察其虛以求根本庶乎無誤此誠不易之要法也

真實假虛之候非曰必無如寒邪內傷或食停氣滞而心腹急痛以致脉道沉伏或促或結此以其邪閉經絡而然脉雖若虛而必有痛脹等候可據者是誠假虛之脉本非虛也又若四肢厥逆或恶風怯寒而脉見滑數此由热極生寒外雖若虛而內有煩热便結等症可據者是誠假虛之病本非虛也大抵假虛之

症止此二條若有是實脉而無是實症即假實脉也有是實症而無是實脉即假實症也知假知真即知所從舍矣

又有從脉從症之法乃以病有輕重爲言也如病本輕淺別無危候者但因見在以治其標自無不可此從症也若病關藏氣稍見疑難則必須詳辨虚實憑脉下藥方爲切當所以輕者從症十惟一二重者從脉十當八九此脉之關係非淺也雖曰脉有真假而實由人見之不真耳脉何從假哉

逆順

凡內出不足之症忌見陽脉如浮洪緊數之類是也外入有餘

之病忌見陰脉如沉細微弱之類是也如此之脉最不易治凡有餘之病脉宜有神力有神如微濇細弱而不應手者逆之兆也凡不足之病脉宜和緩柔軟若洪大搏擊者亦為逆也凡暴病脉來浮洪數實者為順久病脉來微濇軟弱者為順若新病而沉細微弱久病而浮洪數實者皆為逆也凡脉症貴乎相合若症有餘而脉不足脉有餘而症不足輕者亦必延綿重者即危亡之兆

經曰脉小以濇謂之久病脉浮而滑謂之新病故有餘之病忌見陰脉不足之病忌見陽脉久病忌見數脉新暴之病而見形

卷一　二十

脱脉脱者死

凡元氣虚敗之症脉有微極欲絶者若用回陽救本等藥脉氣徐徐漸出漸復者乃為生兆若陡然暴出忽如復元者此假復也必于周日之後觀其復脱如故是必不治之症若全無復生之意者自不必治若各部皆脱而惟胃脉獨存者猶可冀其萬一

脉法彙編卷之二

南豐李　梴仙根著
虞山葛效績究陸纂

脉乃医之首務世俗偏習脉訣而不知脉經專習章看而不知総看其寔上古診法有三其一各于十二經動脉分爲三部候各蔵府其二以氣口人迎决内外病因其三獨取寸口以内外分蔵府以高下定身形以生剋定栄枯以清濁論窮通故曰獨取寸口以决五蔵六府之生死吉凶也茲以素難爲主兼採仲景及脉圖脉経脉訣正傳權輿以佐之俾學者誦讀可終身以爲模範

寸關尺定位

掌後高骨恰對關傍骨關脉形宛然次第推排寸關尺配合天地人三元　出叔和脉法

昔岐伯取氣口象黄鍾作脉法故氣口之數九分陽數九也尺内一寸陰數十也手腕高骨為關從關至魚際得同身之一寸故名寸部從關至尺得同身之一尺故名尺部陽出陰入以關為界故名關部寸應天為上部關應人為中部尺應地為下部一部之中又各有浮中沉三候三三如九故曰三部九候凡排其指人短則密排其指診脉初以中指揣按高

骨關位次下前後二指人長則踈排其指人短則密排其指
初輕按消息之次不輕不重中按消息之次重按消息之〇
魚際者寸上一分掌骨後際如魚之額際然尺澤者尺外餘
脉如深澤然

藏府定位

左心小腸肝胆腎右肺大腸脾胃命心與小腸居左寸肝胆同
歸左關定腎脉原在左尺中膀胱是府常相應肺與大腸居右
寸脾胃脉從右關認心胞右尺配三焦医當奉此為定論
左心主血肝胆腎膀胱皆精血之隧道故次附之右肺主氣

脾胃命門三焦各以氣爲運化故次附之兮云曰氣曰血曰脈總之惟脈運行氣血而已是以氣血盛則脈盛氣血衰則脈衰氣血和則脈平氣血亂則脈病由此知脈乃氣血之體氣血乃脈之用也心與小腸爲表裏旺于夏而位左寸沉取候心浮候小腸肝與胆爲表裏旺于春而位左關沉取候肝浮候膽腎與膀胱爲表裏旺于冬而沉左尺沉取候腎浮候膀胱肺與大腸爲表裏旺于秋而位右寸沉取候肺浮候大腸脾與胃爲表裏旺于四季而位右關沉取候脾浮候胃命門與三焦爲表裏旺于夏而位右尺沉取候命門浮候三

焦若精而言之此中自具五行生剋之理其説已詳第一巻中茲不復贅然左手屬陽右手屬陰左寸君火以尊而在上右尺相火以卑而在下有君臣之道焉又不可不知也

諸脉體狀

浮按不足舉有餘沉按有餘舉則無遲脉一息剛三至數来六至一吸呼滑似累珠来往疾濇滞往来刮竹皮大浮滿指沉無力緩比遲脉快些兒洪如洪水濤波起實按愊愊之力自殊弦若張弓絃勁直緊似牽繩轉索初長脉過指出位外芤浮沉有中空疎微似蛛絲容易斷细線往来更易推濡全無力不耐按弱

則欲絕有丢間虛為谿大不能固革如按鼓最牢堅動如轉豆

两頭俯（形如豆粒厥厥動搖兩頭俱俯中間高起故曰短如豆粒）散漫乍時注端指乃敗（或問散脉何心脉平脉皆浮而散耶不知心浮大中帶濡肺浮濇中帶大有似于散而實非散也但不帶散則又為真夏秋之脉矣）

伏潛骨裏形方見絕則全丢推亦湮（絕亦古之脉名）短則寸尺或不及位

急來數喜漸寬結脉緩時來亦止代脉中止不自還（遲而中止不能自還）（且止有定數如四時之有禪代不愆其期也故名曰代）

諸脉相類

浮似芤芤中則斷浮不斷浮似洪力薄為浮厚者洪浮似虛輕手為浮無力虛滑似動滑珠朗朗動混混滑似數滑利往來數

至多實似革々按不移實大長絃　似緊絃言其力緊言豫洪似大々按無力洪有力微似濇々短遲細微如毛沉似伏々極其沉深濅濅深緩似遲緩比之遲仍小快遲似濇遲息三至濇短難弱似濡々力柔薄弱如者結促代結緩促數止者定代歇有常命鮮回散似大散藁全者大翕翕

諸脉主病

浮風芤血滑多痰實熱弦勞緊痛洞洪熱微寒臍下積沉因氣痛緩濕頭濇則傷精陰血敗又閒遲冷伏格關濡多自汗偏宜老弱脉精虛骨體瘦長則氣理短則病細氣少兮代氣衰促為

熱極結爲積虛驚動脫血類來数則心煩大病進華去精血亡奇哉

諸脉相兼主病

滑伯仁曰人之爲病雖曰不過寒熱虛寔四者而其脉多兼見也热則流通凡浮大數長皆热也寒則堅凝凡沉小遲短皆寒也寔則形剛凡寔滑緊皆寔也虛則形柔凡虛濇濡緩皆虛也他如難經所謂一陰一陽者脉來沉而滑一陰二陽者脉來沉滑而長一陰三陽者脉來浮滑而長時一沉也一陽一陰者脉来浮而濇一陽二陰者脉来長而沉濇一陽三陰

者脉来沉濇而短時一浮者要皆兼見之義也

浮」而有力則爲風風包四氣而言以其在表皆浮更與人迎相應則爲外感在經無疑浮而無力斯爲虛與氣口相應則爲內傷氣血虛損浮數風熱微欲解浮遲身痒汗亡無獨浮喘脹表中熱浮緊滑疾百合辜百合病名也浮大癮疹久爲癩浮滑疾飲痛難無

沉」而有力則爲積無力應知氣不平爲水爲泄爲厥逆停飲脇脹兼癥瘕沉數非寒內熱盛伏與人迎相應則邪陰經而爲實熱沉遲血冷裏寒生與氣口相應則血凝氣滞而爲沉寒沉重傷暑弱墮髮沉緩腹心冷痛并沉緊而數冷又熱沉緊而不數懸飲成沉細少氣臂不舉兩寸則兩沉臂不舉

卷二　五

重前絶瘀血凝（沉重者如重物沉水不復浮起故 冬脉曰石直前絶者有瘀滯也）
遲而無力虛且寒（與人迎相應則濕寒凝滯 與氣口相應則虛冷沉積）遲而有力痛為害
應尺血虛寸氣虛（總是腎虛不安六有瘀凝氣滯伏熱 鬖齒而然者必尋之无力乃為真遲）遲沉寒
內浮寒外遲澀咽酸澈瘀成遲滑腹中覺脹大惟有季夏及左
尺遲此便是腎經敗（季夏六月也此時得遲脉則土旺水虧須 急滋腎水以救之非六月而左尺見遲者
六為土剋水須 急滋補以救之）
數而有力則為熱（與人迎相應 則風癃熱煩）無力瘡瘍痛痒照若還細數又
无力陰虛火動休輕視（與氣口相應則陰虛陽盛甚者左右 在俱細數无力或左尺寸數尤甚）數浮
火炎煩且渴數沉熏熱不須議上見煩熱與頭疼中為口臭兼嘔

逆左則目赤肝火炎右下二便秘而沫數而帶滑痰火盛或爲嘔吐或痛極

滑脈爲宣爲停痰（與人迎相應則風痰潮溢與氣口相應則涎飲凝滯）或爲瘀血宿食兼爲滿爲欬爲鬼疰不匀氣逆嘔涎粘滑浮大小腹作痛滑弱陰痛滑爲患滑散癱瘓不仁瘧滑宣胃熱非淺鮮

濇爲不足傷精血（與氣口相應則精竭血枯）爲厥爲痢爲惡寒或爲無汗爲心痛濇兆瘀血結成團濇緊爲痺因寒濕濇沉之病六一般（與人迎相應則風濕寒痺）婦人有孕胎中痛無孕還須敗血看

大爲病進脈之賊（兆即非時而見洪大之脈）浮大表病沉裏危（浮大晝加晝／死沉大夜加）

夜死
前大後小頭痛脈前小後大胸滿塞氣愈盛兮血愈虛必緩
而大爲正脈
緩爲正復脈之本非時得之氣血虛在上項强下脚弱沉緩脈
暈浮痺膚帶滑爲熱緊爲痛緩遲虛冷咽難哺緩弱吞酸食不
下左尺單見命將殂左尺腎部單見緩脈全无沉滑爲土盛水虧不治
以上八脈內經謂之八要蓋浮沉二脈以別其表裏遲數二
脈以別其寒熱滑濇二脈以察氣血虛實大緩二脈以察病
之安危苟能得其要領雜脈可以類推
洪爲脹痛爲熱煩洪實爲顛洪大祟洪緊癰疽喘急飛洪緊與氣口相

應則氣攻百脉為壅痛為喘急六為脹洪浮陽邪症来見洪浮與人迎相應則寒壅諸陽外見陽症大小

便秘【實】為伏熱咳且吐寔與人迎應則風寒貫注贅熱在內薰蒸脾胃不食氣喘作咳或時嘔吐實濇氣

寒痢且墜寔濇與氣口相應則氣血壅滯為三焦痞塞食積濕熱或痢裏急後墜實緊作泄胃家

寒或時發痛六難住

【絃】為血弱有勞傷絃乃肝部本脉見于他部則為虛主盜汗手足疼痠皮毛枯槁血中虛且寒

停飲發絃與氣口相應則飲水停積令人中虛寒胸脇疼痛體拘急與人迎相應則風走注痛甚者

四肢拘急冷痺瘧疾寒熱善驚惶絃緊惡寒疝癖病上下左右積發長

絃鈎脇下痛如刺復絃急痛轉難當復絃為脇下急痛乃是水以發之也

緊則為寒為疼痛與人迎相左則經絡傷寒與氣口相應則臟腑作疼為咳為喘為滿胸
人迎緊盛傷寒氣癥氣口緊盛食冲之緊沉料必痛在腹恐成
冷氣與痼風緊數寒熱相來往緊滑宿食吐蛔蛊緊急遁尸亂
血脉單緊而浮肺水攻浮沉俱緊中霧露頭項強急溺妄通
浮緊或寸緊則霧露中于上焦見太陽發熱頭項強痛撥攣
脛痠沉緊或尺緊則霧露中于下焦見少陰症足冷便溺妄
出為難治若浮沉俱緊三焦俱中其邪腑痛手足冷者死手
足温自吐者利者生
長為陽毒入藏深熱閉陽明頭莫禁坐臥不安身壯熱長大顛

癇更迷心長緩微邪犯下體寸長足脛痛相侵

澀主血瘀不流通與人相迎相應則邪壅吐衄與氣氣相口之則榮虛妄行而為瘀滯熱入小腸

淋瀝膿崩漏衄吐隨所主澀脈或數腸內癰

微主中寒氣血虛與氣口相應則陽虛脫泄為衄為崩為急拘微浮嘔逆令

內外內傷則為陽虛外感則為風暑微沉自利或汗無微弱少氣面無色男精

女帶共焦枯微濇亡血令寒熱曾經汗下医之辜

脉微而濇者病當惡寒後乃發熱所以然者医發其汗令陽

氣微又大下之令陰氣弱陽微惡寒陰微發熱理也久則夏

且惡寒冬月惡熱蓋夏月陽氣在外胃中虛冷陽氣內微故

卷二　八

又惡寒冬月陽氣在内胃中煩热陰氣内弱故又惡热晝寒夜热亦此義也

細爲寒濕爲脹泄細與人迎相應則諸經中濕之則脹滿濕多成泄細滑僵仆兼嘔热

細緊癥瘕積聚繁或爲刺痛爲瘕壓内傷得之心神勞五藏凝延損氣血與氣口相應則五藏凝延氣血俱虛惟有冬季爲時脉不療自痊王氏訣冬脉宜沉細而滑故叔和云如逢冬季經霜月不療其病必自痊

濡爲亡血爲冷痺虛汗不止又乏氣蒸热飧泄下體重濡弱外寒内又热其人小便道濇如何音知不道心不利

弱主陽虛脛體痠與人迎相應則風淫緩縱與氣口相應則筋絶痿弛客風冷氣乃相鑽

關上滑之主疾風熱
關後滑之主挾冷氣陰弱血虛筋急痛陽弱氣喘行步難虛汗
泄精成痼冷火壯滑之非等閑老年人滑為脉則順少壯人滑弱脉則逆
虛則為害為傳暑與人迎相應則經絡傷暑與氣口相應則榮衛虛損脚弱喘促食不消
恍惚驚風皆所主虛煩多汗亦同條虛大勞後損元氣虛濇之
勞腎水焦
革乃虛寒相搏成崩漏半産亡血精更是中風兼感濕為滿之急
異常情與人迎相應則中風著濕與氣口相應則半産脫精
動脉各見三部中或驚或痛來相攻與人迎相應則寒疼冷痛也與氣口相應則心驚膽寒
四肢拘攣多疼痛虛勞血痢與崩中陽動汗出陰發熱形冷惡

寒陽不通仲景曰陰陽相搏名曰動言陰陽相搏則虛陽動為陽虛故汗出陰動為陰虛故發熱如不汗發熱而反

形冷惡寒者陽氣不通而致身冷惡寒也若見轉豆一如麻從此是肺枯胃之、問

散脈不聚命將崩到此無由得再生與人迎相應則淫邪犯泄與氣口相應則精血敗耗

五藏氣散利不禁六、府氣散四肢青

伏因邪閉成霍亂與人迎相應則寒暑濕邪固閉而成霍亂積癥瘧泄貫膿窠寸伏

痰熱只寒積閉伏、寒熱兩為病蓄水停痰氣厥逆伏、伏則吐逆濇則食不得食入關格症也與氣口濇吐逆神

思多應者乃疑思勞神過多不可專責之外邪也

短為氣滯心腹痛宿食內積三焦壅陰中伏陽血不行而短又脈伏屬于陰

陽者何也經云脈有一陽三陰者謂脈來沉濇而短時一浮也

在脈時則為正脈在三時則為七情宿食壅滯氣不足以導血

行也短急上體病難容經曰短而急者病在上寸口短者頭痛又曰短而數者心痛必煩皆上脉病也但短脉亦最為可忌以無胃氣也

促脉陽盛陰不足氣血痰食壅為毒與人迎相應則痰壅陽經若與氣口相應則積滯胃府裏熱痰血發狂斑怒氣激之發厥搐漸加即死漸退生久病者病見非福

結因陰盛主有積結甚積甚微則微與人迎相應則陰散陽生與氣口相應則積阻氣節陰盛則結脾間積氣大腸秘痛結甚則積甚結微則積亦微陽結茫〻如車蓋陰結累〻與陽違結浮寒邪滯經絡結沉痰飲瘀血甚亦有七情氣鬱者脉道不通實由之

代脉必死藏氣絶平人見此大不祥惟有風家并瘺極三月姙孕卻無妨（痛風痰濕阻礙有孕胎氣阻礙故名妨也）又有暴傷氣血者仲景立有復脉湯（復脉湯即炙甘草湯）

藏府六脉診法

此即上古診法其一也藏府同氣所以古人不立六府脉診但既以浮取候府沉取候藏數為府病遲為藏病又以急大緩濇沉甚者為藏微急微大微緩微濇微沉者為府其故何耶蓋急大緩濇沉甚者微沉皆然微者浮取則然而沉取則不然也二説似异而實同要之浮中有沉沉中有浮陰中有

陽々中有陰即如上竟上者胸頭中事下竟下者小腹腰股膝脛中事其實寸脉亦有主下病者尺脉亦有主上病者許氏所謂須以意會不可言傳是也

心口

浮大散是本宮微大邪歸小腸中浮數風熱頭疼痛浮遲腹冷胃虛空浮虛偏頭耳類痛浮弦疝痛滑多垂浮緊而滑為淋閉浮洪膈脇滿雜濕痰熱溢也浮長風癇成顛癎浮實面赤熱生風浮濡虛損自多汗浮芤積瘀吐衄紅浮溢骨痛心煩躁浮絶腹脇痺痞冲胸浮絶者是小腸脉若腑冷痺小腹中有癥瘕沉數狂言并舌強沉遲血冷神不充獨沉不睡皆因鬱勞瘀侵睛崩漏紅沉微虛瘖驚中熱

卷二　十一

沉實口瘡及喉嚨沉緩專主項背強沉滑痰熱時相攻滑為痰合本位
之出則為痰熱或嘔逆或怔忡時作時止若沉緊而滑全是本脈則為木剋火不治沉濇胃虧音容減濇為
心經氣虛血少母不能養子以致胃氣下陷心神斷又面失顏色言語聲音上懶甚則氣凝血滯而為虛痛沉際真
痛必然凶沉際乃腎水逆上乘心謂之厥邪必發真心痛如刺必死無疑沉弱陽虛多驚悸沉
伏痰鬱聚胸中沉弦心懸或如滿沉絕掌熱嘔上衝沉絕者蓋言心脈也
浮沉俱虛若洞泄心與小腸俱虛者若洞泄若寒火氣四肢寒腸澼浮沉俱實便難通
心與小腸俱實若便閉心腹煩滿
肝口弦而軟長其病微弦膽驚欲發黃浮數風浮熱筋抽搐數色弦際
而言浮遲洒淅淚成行浮細根搖多盜汗浮弱微散視淼茫浮弱微散

乃肺脉来肝致肝經氣浮芤失血肢體癱浮甚筋痿癖在腸浮
虚目暗生花視物渺茫
大滑實頭目病浮溢弦暈筋痛傷浮濇脇滿經不利浮絶脉癃
善驚惶善胆脉者善脉疲痛口舌善畏多驚沉遲疝氣脉不着沉数欝怒苦生瘡
沉弦緊實痃癖病沉弦緊實四脉主腎木不能生木以致肝虚結成癖積或近脇或兩脇間作痛沉實
轉筋痛脇旁沉微内障或作泄沉弱筋枯腰脉僵沉緩醋心腹
氣結沉伏觸冷脚不强沉濡恍惚下體重沉絶遺溺命不長乏肝
肝脉者善遺溺遲庚辛金白心死俱實嘔逆食不化俱虚厥冷性無常
腳本沉石帶滑形微沉病自膀胱生浮數勞热小便赤浮遲帶
濁耳蟬鳴浮滑實大淋澁痃热心經邪下侵甚浮偏墜寒邪并浮緊風

卷二　十二

疾腎竅塞浮濇疝痛及遺精浮虛牙痛背腰倦虛甚足膝瘡痍
生浮洸央尿血女經漏浮緩傷風瀉義行浮宣小腹脹且痛浮
滑停水膀如冰浮洪陰虧腳痿軟浮絕主陽脫之脉傷精男子之病與閉
經女子之病沉數陰虛火動痞沉遲臟冷精自清沉濇滑弦腰腳痛
沉弦飲水下焦停沉微氣虛崩帶病沉甚陰痺衛不升沉緩腳
痺小腹冷沉伏疝瀉患癥瘕沉濡便血女胎脫沉濇逆冷臟有
穀沉緩而濇怠倦極不寒不熱病難名沉散腰痛多小便單沉
而匀病不成沉而不滑曰單沉而帶滑曰匀兩脉皆腎之順候沉弱體痿陰欲絕沉主腎與
足熱亡其陰精主腎脉若至下裏熱裏急精氣竭亡勞倦所致俱實顛疾頭目重膀胱

俱寔者若顛疾頭目重痛俱虛心痛瀉如傾腎與膀胱俱虛者若心痛下重洞瀉不止如陷
肺脈浮濇短為平微浮帶散大腸清初浮帶散大腸之氣清而無病也浮數風
熱唉且秘浮遲寒冷瀉難禁浮實滑大咽風乾燥腸痛便難鼻之
聲浮芤衄血胸暴痛浮溢腸滿或腸鳴浮洪是熱嗽稠濁浮緊
喘嗃徑局時行浮弦唉嗽冷氣結風邪傳于大腸故弦唉嗽冷氣秘結脈浮滑痰
多頭目傾浮急腸風癧血痔浮絶善大腸之脈少氣有水停沉數火
盛痰氣升沉遲氣癧冷延縈沉緊而滑仍唉嗽沉細兼滑是骨
蒸沉實熱結微寒結沉甚噴嚏引背疼沉弦驚汗濡寒熱沉絶
欬逆喉瘡生善肺脈之現症俱寔唇吻手臂捲肺與大腸實者主唇吻不收手臂捲俱虛

卷二　十三

口憂恐見光明肺與大腸虛胸中不樂或如恐怖時望見光明
脾脈弦緩善不見微緩胃氣滑其平浮數胃火或誤下浮遲胃
冷氣膨〻浮濇下利穀不化浮實消渴勞倦成浮孔甲錯身體
瘦浮緊腹中痛且鳴浮微而緊為短氣浮滑吐噦口不馨浮溢
中風涎出口浮弦肢急癱瘓行単浮胃虛生脹滿浮甚鼓脹蜘
蛛形浮微浮客熱洪者胃浮絶膚硬冷如水身無胃脈者氣衰則冷血衰則膚硬
沉數中消好嗜臥沉遲中滿積滯凝沉甚氣促胸腹痛沉緩氣
結腹不寧沉寒虛火蒸脾土沉微土鬱甚致心疼沉伏積塊或
發痔沉濇少食肌不生沉濡少氣弱主瀉沉絶脉無胃腹滿四肢

臟俱虛（脾胃皆虛）四逆瀉不已俱實（脾胃皆實）身熱脹喘驚
命門沉實最為佳微沉胞絡無火邪三焦呼吸審虛實（三焦孕位雖浮）
診以呼吸審其虛實呼出二至則心肺上焦邪輕吸入二至則
肝腎下焦邪輕呼吸之間一至則脾胃中焦邪輕先舉有以浮
取上焦合心肺脈中取中焦合脾胃脈沉取下焦合肝腎脈不
合則氣亂須再切之但右尺有三脈君沉為胞絡沉為命门不
若以呼吸間取之
女人三脈滑浮嘉（若伏濇者孕子）浮數遺精還是熱浮遲冷
瀉氣不奢獨浮便結風侵肺浮大腹脹臉紅華浮弦停水或蒸
怯浮滑次瀉渴飲茶浮緊小腹築築痛浮沉便血宜孕差浮細
虛汗心指懼浮絕陰冷子戶瞞也（左尺脈浮取脈絕者孕子戶脈若是冷陰寒婦人絕產帶癥）
（孕子）沉數消渴小便赤沉遲冷瀉便清頻沉甚水腫緩腰痛沉微

疝瘕瀉津沉實轉筋兼脉痛沉濇腑冷竭真精沉弱滑瀉伏痛

遲沉危亡命門脉亡脉貴有虛中實亡冷見鬼神三脉貴有虛中宣

三脉但實則熱極難解三脉俱虛則生死兼此斷為真命門一冷極雖補貴乎似虛而實似弱而滑云命脉又兩尺術一今名神門診命門脉上益耳凡病有此脉則生左此脉則死為生死因以胃氣為主兼此尤為真的但命門男女有異天道右旋男子先生右腎故命門在右而腎在左地道左旋女子先生左腎故命門在左而腎在右若男子病右尺部命脉好病難危不死若女子病在左尺部命脉好病難危亡不死

氣口人迎脉訣

此即上右診法其二也氣口右手關前一分以候七情及房勞工作勤苦與飲食之節皆為內傷不足之症其所以名氣

口者五藏之氣必因胃氣而升于手太陰故也人迎左手關前一分以候六淫及起居失宜感冒時行不正之氣皆為外感有餘之症其所以名人迎者外邪必因虛而入故也若藏氣平者邪自難犯故先氣口而後人迎也漢論人迎緊盛傷于寒氣口緊盛傷于食然七情蘊蓄正由宿食助發若專傷食而言七情則不應氣口又論傷寒皆自太陽始然經云風喜傷肝寒喜傷腎暑喜傷心脆濕喜傷脾熱喜傷心燥喜傷肺以類推之風當自少陽濕當自陽明暑當自三焦寒當自太陽丹溪獨得經旨發仲景未發也其外非六淫內非七情

內病者謂之不內外因本經自病也非若氣人迎傳變乘剋但三因皆以胃氣為主經云氣口太陰也兼屬脾又云人迎亦胃脈也脈贊曰關前一分人命之主故取李仲南三因歟列于前而以丹溪圖說注于後

喜則傷心脈必虛思傷脾脈結中居因憂傷肺脈必濇怒氣傷肝脈定濡恐傷于腎脈沉是緣驚傷膽動相邪脈緊因悲傷胞

論七情氣口內因之

喜則氣緩脈散而虛甚則神庭融溢而心脈反沉蓋喜甚則火盛侮金腎水復母仇而剋心暴喜暴怒多有暴中之患亦

此意也○思則氣凝脉短而結甚則意舍不寧而脾脉反弦○憂則氣滯而脉沉濇甚則魄户不閉而肺脉反洪○怒則氣逆而脉濡或激甚則魂門弛長而肝脉反濇○恐則氣下怯而脉沉甚則志堂不遂而腎脉反濡濡屬土也或疑神庭志堂等穴皆屬太陽殊不知五藏系背諸穴于五藏則為有形之經絡于太陽則為無形之經絡所謂過脉也○驚則氣亂而脉動甚則入肝脉散小児瀉青大人面青又大驚入心者亦並怔忡○悲則氣急而脉緊縮甚則心胞絡與肺系氣消而脉虚○凡七情傷之淺者惟氣以緊盛而已傷之深者必

審何部相应何藏傳次何藏相剋之脉勝而本藏脉脱者死
噫之情爲患如此和樂以養中和實養德養身之急務也
際則傷寒腎不移虛因傷暑向心推濇緣傷燥須觀肺濡细傷
濕更看脾浮則傷風肝部應弦緣傷熱察心知外因但把人迎
審细别六淫皆可醫

寒傷腎脉沉而際者自足太陽而入其脉浮盛而際浮者足
太陽際者傷寒盛者病進也○暑傷心脉虛者自手少陽而
入脉洪虛而數洪者手少陽虛者傷暑數者病增也○燥傷
肺脉濇者自手陽明而入脉浮而數浮者手陽明數者傷燥

○濕傷脾脉細而濡初自足陽明而入脉細濇而長濇者足陽明濡者傷濕長者病蒸也○風傷肝脉浮而弦初自足少陽而入脉弦浮而散弦者足少浮者傷風散者病至也○熱傷心胞絡脉沉弱而緩初自三焦而入脉浮而弱沉者心胞絡弱者傷熱緩者病倦也暑與熱同氣正心多不受邪每歸胞也與暑傷心互看○凡外感輕者惟人迎緊盛或各部單見而已重則各部與人迎相應其傳變與傷寒參看

勞神役慮憂傷心虛濇之中仔細尋神（血虛）耗勞役陰陽每傷腎須知脉緊有來因傷（房勞）精房帷任意傷心絡微濇之中細忖度（精）枯液

劇筋痛爰傷肝仔細思量脉弦弱筋痛則動弦弱帶数脉飢則緩弦脾受
傷虛胃也氣若還滑實飽無疑滯脾也氣吽呼傷氣須損肺燥弱脉中豈
能避也氣耗不內外因乃如是氣口人迎皆善與二脉相应各脉不與氣口
人迎若俱緊夬合傷寒兼理治内傷外感今多以治之氣口人迎若過盛
内關外格詳經義
按内經人迎一盛則病在手足少陽二盛病在手足太陽三盛
病在手足陽明一盛者人迎大于氣口一倍也四倍則陽盛
已極故格則吐逆而食不得入三陽兼手足而言或入手經
或入足經下三陰倣此又氣口一盛則病在手足厥陰二盛

躁在手足少陰三盛躁在手足太陰四倍則陰盛已極故關則不得小便若人迎氣口俱盛四倍已上盛極在至必死傳曰尺部一盛瀉足少陽補足厥陰二盛瀉足太陰補足少陰三盛瀉足陽明補足太陰四盛則三陽已極當峻補其陰一至寸而反之亦推廣經義也

先賢又恐病流傳取諸雜脉乃全備

此丹溪示人活法病有傳変如傷寒際不在腎傷怒濡不在肝流傳別經是以取各部中見脉與人迎氣口相応者以斷內外之因凡二十七種脉隨其部位所見但與人迎應則為

外感與氣口应則為内傷其病症則與諸脉主病兩同

総看三部脉法

此即上古診法其三也決虛實斷死生全在総看故融會経意為歌而更引名家之説以為佐証凡學診脉者不可不知也

脉會太陰決死生寸關尺具陰陽情

難經曰寸口者脉之大會手太陰之動脉也寸口即寸關尺五藏六府之所始終也他如冲陽專应乎胃太冲專应乎肝太谿專应乎腎豈能通乎十二經哉故法取寸口也○脉本

生于陰陽但陽生于尺而動寸于陰生于寸而動于尺関則陰陽相半界二者之中陽脉常浮而數病在頭目胸膈陰脉常沉而遲病在腑腹腰脚中脉随時浮沉病在腹脇胃脘陰陽恒宜相済不宜偏勝若陽一于上而高過魚際名曰溢陰一于下而深入尺澤名曰溢寸脉下不至闗為陽絶尺脉上不至闗為陰絶乃真蔵之脉而無中氣以和之也

浮中沉法知遲數逆順虛實在五行

初持脉見于皮膚之間者曰浮浮而大散者心浮而短濇者蹄見于肌肉之下者曰沉沉而弦長者肝沉而濡滑者腎不

鬆不重與肌肉相得者脾多有兼乎四藏之邪則和緩之中亦必兼乎浮沉滑濇長短弦大各脉皆然如沉滑則順于左尺逆于左如浮濇則順于右寸逆于左關寸口宜浮而反損小陽虛而陰入乘之也或時浮滑而長謂之陰中伏陽尺部宜沉而反宣大陰虛而陽入乘之也或時沉濡而短謂之陽中伏陰如尺本沉而又沉謂之重陰寸本浮而又浮謂之重陽寸尺俱微甚謂之脫陽脫陰者非五行生剋偏全四時五藏各部應得與否以為順逆

極須九候并十變無非藏府合流形

九候上部天足少陽膽以候頭角上部人手相火三焦以候耳目上部地足陽明胃以候口齒中部天以候肺中部人以候心中部地以候胸中之氣下部天以候肝下部人以候脾胃之氣下部地以候腎左尺外以候腎内以候腹中左關外以候肝内以候膈中右關外以候脾内以候胃脘右寸外以候肺内以候胸中左寸外以候心内以候膻中前以候前後以候後上竟上者胸喉中事也下竟下者小腹腰股膝脛足中事也三部九候皆相失者死九候雖調肌肉已脫者死是陰陽交錯之微而虛實微賊正之五邪因以分焉○十変心

脉急甚者肝邪干心也微急者胆邪干小腸也是從後來者為虛邪心脉太甚者心邪自干心也微大者小腸邪自干小腸也為正邪心脉緩甚者脾邪干心也微緩者胃邪干小腸也是從前来者為實邪心脉濇甚者肺邪干心也微濇者大腸邪干小腸也從其所勝者為微邪心脉沉甚者腎邪干心也微沉者膀胱邪干小腸也是從所不勝者為賊邪五藏各有剛柔之邪故令一脉輙変為十也曰九曰十似繁實簡蓋不外乎浮中沉而自然得之也故曰數者府也遲者藏也以是別知藏府之病後世分析太甚不知陰陽交錯藏府同氣

故耳

三部脉全容易識

三部通度六脉俱全浮沉遲數相等者脉易識而病易愈也歌云三部俱浮肺蔵風悪風發熱鼻流涕三部沉遲冷積成皮膚枯槁真元憊三部俱緩脾家熱口臭齒腫時番胃三部俱弦肝好怒目翳淚痰多瘡癖三部俱數心熱狂口舌生瘡唇碎破三部虛濡微濇伏久病必死卒病生三部浮滑洪弦數卒病相宜久病傾又有六部同脉者古云凄弦之脉土易虧凄浮之脉水易虧餘以類推〇凡三部脉滑而微者病在

肺下際上虛者病在脾長而弦者病在肝脈小血夾者病在心寔者為心勞大而際者病在腎緩滑者熱在胃中遲緩而濇者胃中有寒有癥結脈寔際者胃中有寒若不能食時時自利者難治脈来累累如貫珠不全至寸者有風寒在大腸伏留不去脈出来累累而止不至寸口濡者結熱在小腸伏留不去脈代而鉤者病在絡脈鉤即夏脈經絡皆寔者寸脈急而尺緩絡氣不足經氣有餘者脈寸熱而尺寒經虛絡滿者尺熱滿而寸寒濇

或至不至更難憑

寸口壯大而尺中無者此爲陰盛于陽若腰背痛足脛寒尺脉浮大而寸口無者此爲陽盛于陰其人虛而損多汗或小腹滿痛不能溺之即陰中痛大便亦然尺寸脉牢而長關中無者此爲陰陽相干尺寸俱無而關中有者此爲陰陽歸于中左關以驗風寒或風與火之盛衰右關以驗七情或勞與飲食之内傷三部或至或不至者冷氣在脾故令不通也上部有脉下部無脉宿食填胸也其人當吐不吐者死上部無脉下部有脉雖困無能爲害所以然者譬如樹有根本故寸口平而死者腎氣先絕于内也

上下來去存消息

上者自尺部上于寸口陽生于陰也為表下者自寸口下于尺部陰生于陽也為裏來者自骨肉之分出中膚之際氣之升也為表去者自皮之際還于骨肉之分氣之降也為裏上下來去乃陰陽消長之機也以上下言之上盛則氣高下盛則氣脹短而急者病在上長而緩者病在下太過多上溢不及多下落以來去言之脉來疾去徐上實下虛為厥巔病來徐去疾上虛下實為惡風脉雖失而有一線往來者可治脉雖全而無往來者死上下左右之脉相應而参春者病甚上

下左右之脉相失而不可數者死又左脉不和病在表主四肢右脉不和病在裏主腹藏有〻表無裏者有〻裏無表者

推法應須竪與横

脉隱伏者乃用推法經曰推而外之属府内而不外有心腹積也推而内之属藏外而不内身有熱也推而上之澗前上而不下腰足清也推而下之澗後下而不上頭項痛也陽按之至骨脉氣少者腰脊痛而身有痺也蓋脉有隱顯皆陰变化錯綜須横看竪看乃可以盡其變也

惟有天和脉不應

卷二　廿三

天和平脉也諸陽爲浮諸陰爲沉故不言三陽司天在泉南政以天道言甲己二歲論脉則寸在南而尺在北三陰司天則兩寸不應太陰司天右寸不應少陰司天兩寸不應厥陰司天左寸不應三陰在泉則兩尺不應太陰在泉右尺不應少陰在泉兩尺不應厥陰在泉左尺不應北政以地道言乙丙丁戊庚辛壬癸之歲論脉則寸在北而尺在南三陰司天則兩尺不應太陰司天右尺不應少陰司天兩尺不應厥陰司天左尺不應三陰在泉則兩寸不應太陰在泉右寸不應少陰在泉兩寸不應厥陰在泉左寸（不应）不應者皆爲沉脉也紺

珠經曰五行君火不用事故南政少陰司天君火在上則兩寸不應司泉君火在下則兩尺不應厥陰司天君火在左故左寸不應司泉則左尺不應太陰司天君火在右故右寸不應司泉則右尺不應北政少陰司天君火在上則兩尺不應司泉君火在下則兩寸不應厥陰司天君火在左故左尺不應司泉則左寸不應太陰司天君火在右故右尺不應司泉則右寸不應凡不應者謂脉沉而細不應于手也反之則沉為浮細為大也歲當君火在寸而沉反應于尺歲當君火在尺而沉反應于寸經曰尺寸反者死歲當君火在左而沉反應

于右歲當君火在右而沉反在于左經曰陰陽易者死又曰
學之子必先歲氣良有以哉此與仲景丹溪之說不同然
所論深得素問君火以退之旨故採之

急經靡常是奇經

脉經曰兩手脉浮沉實盛一般者衝督脉也主凡事猶豫有
兩心甚則顛狂癡迷不省尺寸俱浮直上直下或只關浮直
上直下者督脉也主腰背強大人顛小兒癇尺寸俱牢直上
直下或只關實者衝脉也主胸中有寒婦人瘕疝絕孕脉來
緊細實長者任脉也若小腹痛引臍陰中切痛前部左右彈

手者陽蹻脉也若顛癇悪風偏枯僵仆羊鳴身体強痺後部左右彈手者陰蹻脉也若小腹痛裏引陰中痛男子為瘕女子崩漏中部左右彈手者帶脉也若小腹痛引腰男子失精女子絶經令人無子從少陰斜至太陽者陽維也顛仆羊鳴或失音不能言從少陽斜至厥陰者陰維也若顛癇肌肉淫癢痺汗出悪風陰絡来大時小若肉痺応時自發身洗洗也陽絡来小時大皮膚不仁且痛汗出而寒凡見奇經之病而後有奇經之脉須知之

一脉二変尤堪怪

動脉陰陽氣相搏耳陰陽和則脉不動今氣先中于邪則氣為並是動氣既受邪則血亦為不行而病所由生故一脉之動變為氣血兩病豈特左為血而右為氣哉又洪大一脉有力而實者為熱甚無力而虛者為虛甚微濇一脉無力而短者固為虛然伏熱痰凝氣凝滯亦可槩以虛視之乎是知脉之變化不拘如此故有舍症而從脉者有舍脉而從症者有從一分脉二分症者有從一分症二分脉者有清高貴人兩手俱無脉者有左小右大左大右小者有反關脉者又有折一手及瘡瘍脉道遏者可不從其平症乎須知之

男女寅申莫浪驚

天之陽在南而陰在北男子面南而生于寅則兩寸在南而得其陽寸脉洪而尺脉弱者常也地之陽在北而陰在南女子面北而生于申則兩尺在北而得其陰寸脉弱而尺脉洪者常也陽強則陰弱天之道也反之者病男得女脉為不足女得男脉為太過左得之病在左右得之病在右男左女右者天地之定位也蓋人立形于地故從地化男子左脉強而右脉弱者女子則右脉強而左脉弱天以陰為用故人之左耳目明于右耳目地以陽為用故人之右手足強于左手足陰

陽互用也非反也凡男子診脉必先再神左手女子診脉必先神右手男子得陽氣多女子得陰氣多故右脉盛男子以左尺爲精府女子以右尺爲血海此天地之神化所以別男女決死生也

大衍五十爲至數按稽籍指脉分明

脉以息數爲主血爲脉氣爲息應曰至息曰止呼吸者氣之橐籥動應者血之血波瀾人一呼脉行三寸一吸脉行三寸呼吸定脉行六寸人一日一夜凡一萬三千五百息脉行五十度周于身漏水下百刻榮衛行陽二十五度行陰亦二十

五度為一週也故五十度復會于手太陰法以一呼一吸為一息一息之間脉來四至五至和緩舒暢者為平六數七極熱之甚也三遲二慢冷危症也两息一至與八九十餘則不成息矣凡至數多者為至之數少者為損之脉從上損肺起而下及于腎至脉從下損腎起而上及于肺損極曰從上損下死猶遲至脉多從下損上然亦小衍之數也大衍以五十數為極至三部平勻滿五十之數而一止或不止者主病若覺腎脉忽沉就腎部數起不滿五十動而止者一藏無氣呼出心與肺一動肺一動心吸入腎與肝一動肝一動腎呼吸

之間一動脾令吸不能至肝至腎而還須動肺脈則四十動後一止者是腎先绝肝藏代至期四年春草生時死就肝部数起三十動一止者肝腎兩藏無氣心藏代至期三年穀雨時死就心部数起二十動一止者腎肝心三藏無氣脾藏代至期二年桑柘赤時死就脾部数起十五動一止者腎肝心脾四藏無氣肺脈代至期一年草枯時死至于兩動一止或三四動一止者死以日斷矣是知脈之虚實死生皆在息数之間而可不察乎若斷病之法四時四季以其當旺者為主五藏六府候其盛衰之極者為病本位太過與不足之極者

主死○訣云五十不止身無病數内有止皆知定四十一止一藏絶却後四年多沒命三十一止即三年二十一止二年應十五一止一年殂已下有止看暴病○兩動一止或三死三動一止六七死四動一止即八朝微此推排但依次○凡内因外因之病暴患而見代止脉者必死

四

四時胃氣為之本 四時之脉已見第一卷中

胃氣者中氣也不大不細不長不短不浮不沉不滑不澁應手中和意思欣欣難以名狀者是也有胃氣則脉有力有神無胃氣則脉無力無神神即胃氣也男子左手重而氣口脉

和女子右手畫而人迎脉亦為有胃氣今人泥以浮取府沉取藏中取胃氣而不知中固中也浮之中亦有中也沉之中亦有中也不當泥其形須當求其神之即來有力也假如六脉俱沉可斷其喜中氣耶學者于此亦可悟矣

力非和緩之云謂乃滑否不迎之意當于上下來去中求之、不可以沉候有力為誤也學者須知之

甲循環若第冗

氣候陰陽更迭四時冬至陰極陽生夏至陽極陰生冬至後得甲子少陽旺六十日其氣尚微故脉來乍大乍小乍短乍長第二甲子陽明旺六十日其氣始萌故脉浮大而短第三甲子太陽旺六十日其氣太盛故脉來洪大而長夏至後第

四甲子太陰旺六十日陰氣初生故脉緊大而長第五甲子少陰旺六十陰氣漸盛故脉緊細而微第六甲子厥陰旺六十日陰氣極盛故脉沉短而敦重六之三百六十日以成一歲此三陰三陽之旺時日之大要也又大寒至春分厥陰風木之至其脉弦春分至小滿少陰君火之至其脉洪而鈎小滿至大暑少陽相火之至其脉大而浮大暑至秋分太陰濕土之至其脉沉秋分至小雪陽明燥金之至其脉短而濇小雪至大寒太陽寒水之至其脉大而長或問六甲六氣主脉皆本内經而脉形有不同者何耶蓋人稟氣盛則脉应時而

盛稟氣稍或有病邪凝滯則脉不能應時而不失其真氣則六隨陰陽微盛而變化略不同耳非相反也此言人身氣候有一時一應週天者有一年一應週天者丹溪曰脉神也陽也其行速猶太陽一日一週息氣也陰也其行遲猶太陰一月一週是也

約哉四脉千古訣

博之二十七種約之則為浮沉遲數緩大滑濇八要又約之則為浮沉遲數又至約則為浮中沉蓋浮兼數沉兼遲中則浮沉之間故所集六部脉訣每以浮沉二字貫之雖經曰浮者

陽也沉者陰也陰陽辨而脉無餘蘊矣是知浮沉遲數四脉真千古要訣也彭用光曰浮陽曰金輕清于上芤實洪長在心取象沉陰曰水潤滑在下微弱伏虛由沉化生遲寒曰土三息至一息內涵四脉濡緩濇結數熱曰火一息六至皆輕手而得之也沉乃重手取之而微弱伏虛之類皆重手而得之也遲者不急一息三至而濡緩濇結之類也數者類急一息六七到而弦緊滑大之類也學者能以四脉為綱先看五藏之中何藏得之後看三部之中何部得之庶據脉可以識症因症亦可識脉而立方不誤

動靜玄機甚簡明

脉種浩繁治法多端若不凭浮沉遲數則指下茫然且脉有单有浮而總看沉者有總看浮而单看沉者遲數亦然要之審決經絡惟總看可憑凡脉以得中為靜太過而為盛之極不及而為衰之極俱謂之動只取其動者治之則經絡不雜何其簡且明哉

不問在經并藏府有力無力要叮嚀

四脉不問何部得之有力則為風積痛熱無力則為虛氣寒癒百病無不包括

欲識根源無別巧只要臨時心氣清

根源即手太陰也胃氣也非心清氣定者不能察識七診法云一靜其心存其神也二忘外意無私慮也三勻呼吸定其氣也四輕指于皮膚之間探其府脉浮也五微重指于肌肉之間取其胃氣中也六沉指于筋骨之上取其藏脉沉也七察病人脉息數來也

脉法彙編卷之三

南豐李　梴仙根著
虞山葛效績究陸纂

傷寒脉法

大浮數滑動陽脉陰病見陽生可得沉濇弦微弱屬陰陽病見陰終死在陰陽交互最宜微浮中沉法須先白

陰陽脉皆五者脉從五行生也邪在表則見陽脉邪在裏則見陰脉陰病見陽脉者生邪自裏之表欲汗解也如厥陰中風脉微浮為欲愈不浮為未愈是也陽病見陰脉者死邪自表達裏正氣虧陷如譫語脉沉是也活人書謂雜病與傷寒脉不同其實同也况傷寒中亦有雜病雜病中亦有傷寒傷

寒雜病脉之陰陽一而已矣

浮脉察表之虛實尺寸俱浮太陽表浮而緊濇是傷寒浮而數者热不沉浮而緩者是傷風浮大有力热易曉浮而長大合陽明浮而弦大少陽了

中切陽明少陽弦尺寸俱長陽明病浮長有力兼太陽長大有力為热甚長数有力热可平長滑宜大宜通利尺寸俱弦和少陽浮弦兼表汗乃定弦遲弦小弦微虛弦大弦長滑热盛

沉脉察裏虛與實尺寸沉細屬太陰沉微少陰微厥厥陰沉遲寒為陰氣深沉疾有力為實热養陰退陽邪不侵

大抵沉診之法最為緊要以決陰陽而議藥之冷熱所謂生死在毫髮之間不可不仔細也○凡脈中有力為有神可治無力為無神難治

雜病脈法

中風脈浮滑兼痰氣其或沉滑而以風治或浮或沉而微而虛扶危治痰風未可疎浮遲者吉急疾者殂

中寒緊澁陰陽俱盛法當無汗有汗傷命

而中風多

傷風之脈陽浮陰弱邪在六經或弦而數

暑傷于氣所以脈虛弦洪芤遲體狀無餘

暑熱病劇陰陽盛極浮之而滑沉之散濇汗後脉大死期可刻
温脉無名隨見諸經未汗宜強虛緩傷生
濕脉濡緩或兼濇小入裏緩沉浮緩在表若緩而弦風濕相攙
脉緊而濇或浮而弦或芤而虛是為燥症
虛火數浮實火沉大隨其所見細數為害
内傷勞役豁大不禁若損胃氣隱而難尋内傷飲食滑疾浮沉
内傷勞食數大濇侵右關緩緊寒濕相尋右關數緩濕熱兼臨數
又微代傷食感濕
下手脉沉便知是氣沉極則伏濇弱難治其或沉滑氣兼痰飲

諸症失血皆見芤脉隨其上下以驗所出大凡失血脉貴沉細
設見浮大後必難治
偏弦為飲或沉弦滑或結濇伏痰飲中節
鬱脉皆沉血芤氣濇濕鬱緩沉热乃數極痰鬱滑弦滑緊因食
鬱甚則滞或結代促
平脉弦大勞損而虛大而無力陽衰易扶數而無力陰火難除
寸弱上損浮大裏枯尺寸俱微五勞之軀血羸左濡氣怯右推
左右微小氣血無餘勞瘵脉數或濇細如潮汗咳血肉脫殂者
風寒暑濕氣鬱生涎下虛上實皆頭暈眩風浮寒緊濕細暑虛

痰弦而滑痰積而濇數大火邪虛大久極先理氣痰次隨症脉
頭痛陽弦浮風緊寒熱必洪數濕細而堅氣虛頭痛雖弦帶濇
痰厥則滑氣厥堅實
眼本火病心肝數洪右寸關見相火上衝
耳病腎虛遲濡其脉浮大為風洪動火賊沉濇氣凝數實熱塞
此久聾者專于腎責暴病浮洪兩尺相同或兩尺數陰虛火衝
右寸洪數鼻衄鼻齄左寸浮緩鼻涕風邪
口舌生瘡脉洪疾速若見脉虛中氣不足
齒痛腎虛尺濡而大火炎尺洪疎搖豁壞右寸 關數或洪而弦

此屬腸胃風熱多涎

痛風沉弦肝腎被濕少陰虧浮風濕摯急或濇而小酒後襲風

風寒濕氣合而為痺浮濇而緊三脉乃備

斑疹沉伏或散或無陽浮而數火見于軀陰實而大熱蒸在膚

滑伯仁曰脉者血之波瀾所以發斑者血散于皮膚則脉伏

火盛于表則陽脉浮數下焦寔熱則陰脉實大

咳嗽所因浮風緊寒數熱細濕房勞濇難右關微濡飲食傷脾

左關弦短肝極勞疲肺脉浮短咳嗽與期五藏之嗽各視本部

浮緊虛寒沉數寔熱洪滑多痰弦濇少血形盛脉細不足沉小

伏匿皆是危脉惟有浮大而數者生外症内脉参考稱停
霍亂吐瀉滑而不匀或微而濇代伏驚人熱多洪滑弦滑食論
脉濇滑代伏雖因痰食阻滯不可遽斷以死然亦但可一時
一見漸滑大為吉故訣云霍亂之候脉微遲氣少不語大難醫
若脉弦甚者亦死
心痛微急痛甚伏入陽微隱弦或短又數緊實便難滑實痰積
心痺引背脉微而大寸沉而遲關緊數銳
腹痛關脉緊小急速或動而弦甚則沉伏弦食滑痰尺緊臍腹
心腹痛脉沉細是福浮大弦長命不可復

瘧脉自弦〻數多熱弦遲多寒弦微虚乏弦遲宜温際小下奪

弦浮吐之弦際發汗亡有死者脉散且歇

痢脉多滑按之虚絶者微無陰濇則火血沉細者生洪弦洪死

痞滿滑大痰火作孽弦伏中虚微濇衰劣

瀉脉自沉〻遲寒侵沉數火熱沉虚滑脱暑濕緩弱多在夏月

呑酸脉形多弦而滑或沉而遲胸有寒飲或數而洪膈有熱痰

五疸實熱脉必洪數其或微濇症屬虚弱

水腫之症有陰有陽陰脉沉遲其色青白不渴而瀉小便清濇脉

或沉數色赤而黄燥糞赤溺喘渇為陽沉細必死浮大無妨

巻三

五

脹滿脉弦脾制于肝洪數熱脹遲弱陰寒浮為虛脹緊則中實
浮大可生虛小危急○以關為主
遺精白濁當驗于尺結芤動緊二症之的微濇精傷洪數火逼
心有心虛左寸短小脉遲可生急疾便夭
腰痛之脉必沉而弦沉為氣滯弦大損腎元或浮而緊風寒所
纏濕傷濡遲閃挫濇為瘀血滑痰火熾或引背痛沉滑痓考
疝脉弦急積聚所釀察其何部肝為本心滑肺沉風疝浮蕩關
浮而遲風虛之恙陽急為瘕陰急疝狀沉遲浮濇疝瘕寒痛之
甚則伏或細或動牢急者生弱急實者喪

脚氣之脉浮弦為風濡濕遲寒热数且洪緊則因怒散則憂冲

细乃悲過結為氣攻兩尺不應医必無功

左尺不應難痊寸口無常不治

消渴肝病心滑而微或緊洪數陽盛陰虧血虛濡散勞則浮遲

短浮莫治數大難医

燥結之脉沉伏勿疑热結沉數虛結沉遲若是風燥右尺浮肥

兩脇疼痛脉必雙弦緊细弦者多怒氣偏沉濇而急痰瘀之愆

淋病之脉细數何妨少陰微者氣閉膀胱女人見之陰中生瘡

大逞易愈虛濇其亡

卷三　　六

小便不通浮弦而濇芤則便红数則黄赤便難為癃实見尺左
五積屬陰沉伏附骨肝弦心芤腎沉急滑脾實且長肺浮喘卒
六聚結成痼則浮結又有癥瘕其脉多弦弦急癥疾弦细癥堅
沉重中散食成癖痃左轉沉重氣癥胸前若是肉癥右轉横旋
積聚癥瘕緊則痛纏虛弱者死實強可痊
中毒洪大细微必傾尺寸数緊欽直吐仍此患蠱毒急救停難
喘急脉沉肺脹停水氣逆填胸脉必伏取沉而實滑身温易愈
身冷脉浮尺濇難補
噎難噯氣審右寸澀數滑可治弦急則難兩寸弦滑留飲胸間

脉横在寸有積上欄
嘔吐無他寸緊滑數微數血虛單浮胃薄芤則有痰最忌濇弱
呃逆甚危浮緩乃宜弦急必死結代促微
反胃噎膈寸緊尺濇緊芤或弦虛寒之厄關沉有痰浮濇脾積
弱大氣虛濇小血弱若濇而沉七情所搏
痓脉弦直或沉細些汗後欲解脉潑如蛇伏堅尚可伏弦傷嗟
顛癇之脉陽浮陰沉數熱滑痰狂發于心驚風肝癇弦急可怕浮病
府淺沉病藏深
祟脉無常乍短乍長大小促結皆痰為殃遁尸脉緊與痓相妨

驚悸怔忡寸動而弱寸緊胃浮悸病仍作飲食痰火伏動滑搏
浮微虛濡憂驚過却健神虧心虛浮薄
喉痺之脉兩寸洪溢上盛下虛脉忌微伏
汗脉浮虛或濡或濇自汗在寸盜汗在尺
痿因肺燥脉多浮弱寸口若沉發汗則錯足痛或軟專審于尺
滑疾洪緩或沉而弱
厥症數端沉細為寒沉伏而數為熱所干脉喘為氣脉喘為氣
浮寔痰頑氣弱微甚大則血慳寸大沉滑身冷必難
尺沉而滑恐是蟲傷緊急莫治虛小何妨

求嗣之脉專責于尺右尺偏旺火動好色左尺偏旺陰虚非福
惟沉滑匀易爲生息微濇精清兼遲冷極若見微濡入房無力
女不好生亦尺脉濇
老嗇及脉常細濡濇滑大氣痰風熱緊逼

婦人脉法

經病前後脉軟如常寸關雖調尺絶痛腸沉緩下弱来多要防
微虚不利澀月何妨浮沉一止或微遲濇居經三月氣血不到
三月以上經閉難當心脾病發關伏寸浮火陽單伉上陰脉細
經前病水水分易療寸脉沉數趺陽微弦火陰沉滑血分可愁

寸浮而弱關煩汗出寸洪數虛火動勞疾趺陽浮濇吞酸氣窒腹痛腹满脉浮且緊少陰見之疝瘕内隱帶下崩中脉多浮動虛遲者濇實數者重少陰滑数氣淋陰瘡弦則陰痛或挺出腸

凡婦人脉比男子更濡弱者常也脉如常雖月經或前或後或多或少或一月未来者亦不成經病惟寸關如常尺絶不至或至亦弱小者小腹腸胃有積痛上搶心月水不利若沉而緩者下虛月經来多及虛微不利不汗出者其經二月必来俗云间月若三部浮沉一止寸關微濇微則胃氣虛濇則精血不足尺微而遲微則無精遲則陰中寒此為居經三月

一来雖来或血漸少而後不通曾墮胎及產多者謂之血枯經曰二陽之病發心脾有不得隱曲女子不月原因心事不足以致脾不磨食故肺金失養而氣滯不行腎水不旺而血益日枯初時参前落後淋瀝無時脾胃衰甚变為溏泄身腫失治甚為癥瘕痨瘵少陽脉卑少陰脉細經水不利血化為水瘀水閉塞胞门名曰水分先病水而後經斷故病易治寸脉沉而數〻為陽實沉為陰結趺陽脉微而弦微則無胃氣弦則不得息少陰脉沉而滑沉為在裏滑則為實沉滑相摶血結胞門經絡不通名曰血分先斷經而後病水故病難治

卷三　九

妊孕司胎各經

初月足厥陰肝胞司

二月足少陽胆

三月手厥陰心包

四月手少陽三焦

五月足太陰脾

六月足陽明胃

七月右手手太陰主肺

八月右手手陽明主腸

寸浮而弱浮為氣虛弱為血分有热故潮热自汗男子尺脉虛数而寸沉微者為痨之者汗出潮咳與男子陰虛火動一般趺陽脉浮而濇浮則氣滞濇則有寒令人腹滿吞酸嘻噫其氣時下則腹中冷痛浮則腸鳴腹滿緊則腹痛少陰脉見浮緊則為疝瘕腹痛少陰脉浮而動浮則為虛動則為痛或崩帶或陰戸脫下少陰滑数或為氣淋或陰中生瘡痛痒少陰脉弦則陰戸掣痛白腸挺

妊孕初時寸微五至三部平匀久按不替妊孕三月陰搏于陽氣盛血旺脉正相當肝横肺弱心滑而洪尺滑帶散久按益强

九月足少陰腎
十月足太陽膀胱
惟手少陰
太陽無所
主者君主
之官無為
而矣墮胎
須防三五
七月宜服
清熱凉血
安胎之藥

或濇滑大代止尤忙渴且脈遲其胎必傷四月辨質右女左男
或浮或沉疾長實兼左右俱盛胎有二三更審經脈陰陽可參
俱病不散五月懷躭太急太緩腫漏為殃六七月来脈喜實長
沉遲而濇墮胎當防脈弦寒熱當癈子房八月弦實沉細非良
少陰微緊兩胎一傷勞力驚付胎血難藏冲心悶痛色青必亡
足月脈亂反是吉祥

妊孕福時脈平而虛寸脈微小呼吸五至浮沉正等按之不
絶無他病而不月者孕也心三月而後尺數但寸關調而尺
脈絶者經病也素問曰陽搏陰別謂之有子言尺寸亦陰動

甚別有陽脉搏手心主血脉𦙶為胞门故也然血為陰氣為陽血旺氣衰亦陰搏陽之義故洪云肝為血兮肺為氣血為榮兮氣為衛陰陽配偶不參差兩藏相和非有異血衰氣旺定妊娠血旺氣衰立有胎寸微關滑尺帶數流利往來并雀啄小兒之脉已見形數月懷胎猶未覺又云兩手關滑大相應辟趾辟定分形證叔和既以左肝右肺分氣血衰旺又以寸尺分氣血寸微為氣衰尺數為血旺關滑者滑為血多氣少也然尺脉滑疾帶散帶代如雀啄稍停者乃胎氣盛閉塞故也此時若作濁脉遲欲為腫水腫復腹痛者必墮或疑此

與脉訣尺滑有間斷為經病似乎相及不知經病尺滑必帶緩若遲澀胎脉尺滑必帶數而寔耶兩關左滑大為男右滑大為女又云關上一動一止者一月二動一止者二月三四動一止者三四月蓋中冲應足陽明胃主三四月少衝應手太陽小腸主五六月太冲應手陽明大腸主七八月凡姙孕四月形質已具左手滑疾寔大為男右手滑疾實大為女左右俱[illegible]疾寔大者雙胎又諸陽脉為男諸陰脉為女訣云左手太陽浮大男右手太陰沉細女脉經云左手浮大為男右手浮大為女左手沉寔為男右手沉細為女尺脉左偏大為

女男右偏大為女左右俱浮大有力者二男左右俱沉細者有力者二女清陽為浮諸陰為沉凡浮大滑數諸陽脉皆為男也凡沉細諸陰脉皆為女也又諸陽脉在諸陽經為男諸陰脉在諸陰經為女若陰陽混濁則女作男生男作女生訣云左手帶縱兩箇兒右手帶横一雙女左手脉逆生三男右手脉順還三女寸關尺部皆相應一男一女分形證蓋左手帶縱者如心沉肝浮腎浮皆夫乘妻脉上下直看往來流利不絶氣血之盛故生兩男右手帶横者如肺浮脾沉腎細皆妻乘夫脉推之横看滿指無間氣血之盛故生兩女左手脉

逆者如心經肝滑腎微浮皆子乘母脈自下溢上往來流利氣血盛極故生三男右手脈順者如肺緩脾洪腎經長滑皆母乘子脈自上流下往來疾速氣血盛極故生三女謂之縱即左手浮大男橫即右手太陰沉細女逆即左手沉實男順即右手沉細女則一了百了萬無疑惑矣五月脈雖喜疾而不散但太急而為緊為數者必主漏胎太緩為遲者必腹脹而喘兩浮者必患水腫六七月脈實大牢強經緊者生沉細而濇者當防墮胎若丹田氣煖胎動者可救胎冷若冰者難治脈經發熱惡寒其胎踰腹腹痛小腹如扇子臟閉也宜熱

藥温之少陰脉微際血養不週淒胎一死一生胎動或因倒化或因驚恐或因勞力或因食熱或因房室輕則漏血重則血下有如月水血乾胎死而氣無血制上冲心腹悶痛面目唇舌色見青者子母俱死此不獨七八月然也十個月内皆宜慎之七八月脉實大弦強者生沉細者死足月身熱脉亂者吉

臨産六至脉號離經或沉細滑若無即生浮大難産寒熱又頻此是爲候急于色徵面顏唇舌忌黑與青面赤母活子命必傾若胎在腹子母歸冥

原書此處缺葉

一呼六至或一呼一至曰離經之常也人呼吸一日一夜一萬三千五百息脉行八十一丈周而復始從初起之經再起今因胎墜胃脉已離常絡之處不從所起之經再起故曰離經脉沉細而滑乃腎藏本脉已形或脉沉如皂者即産浮大者難産若身重躰熱寒熱頻作此其症也急看面舌氣色逐胎救母蓋面乃心之華舌乃心之苗青則肝虛不能藏血破漿早而胎胞乾澁不能轉動黑則腎水剋火是以子母俱死惟面赤舌青者乃心血流通母活子死若胎死不出母命亦危

產後緩滑沉細亦宜實大弦牢濇疾皆危

產後胃氣為主緩滑者脾胃和也實大弦牢木剋土也沉細亦宜有產後大虛脉合症也濇疾不調者損血多而心絶也

成童脉法

童丱脉全浮沉為先浮表沉裏便知其源大小滑濇虛實遲駃各依大人以審症治

小兒一歲至六歲曰嬰孩察虎口三關脉七歲八歲曰齔九歲十歲曰髫始可一指探三部脉而以一息七八至為差病十二至十四歲曰童丱而以一息五六至為常浮數乳癇驚

悸虛濡慢驚癇緊實者風癇沉弦者食積伏結者傷食軟
細者虫疳浮沉遲數與大人相同仍忌促代散其看三關法
幼科書中詳之兹不贅

癰疽脉法

癰疽脉數浮陽沉陰浮數不热但惡寒侵者知痛處急灸或針
洪數病進將有膿滑實緊促下之法正宜托裏者脉虛濡遲
或芤濇微潰後亦宜長緩易治短散則危結促代見必死無疑

附 形色脉相應歌訣

形健病脉人不久形病脉健亦將危

假如健人診得浮緊而濇似傷寒太陽經脉病脉其人雖未頭疼發熱惡寒此則不久即病病即死也謂之行尸又如五十五動七止一年殂其人雖未病期應一年病即死也病人脉健者假如形容羸瘦精神枯槁盜汗不食滑泄不止者勞損之症而脉反見洪健者亦死

色脉相生病自已色脉相勝不須医

經言見其色而不得其脉反得相勝之脉者即死得相生之脉者病即自已蓋四時之色仍以從前来者為實邪從後来者為虛邪例看假令色紅心病淚大顛狂班疹等症其脉當

浮大而散色青肝病脇痛乾嘔便血等症其脉當浮[弦]濇而急色黄脾病濕熱腫脹傷食嘔泄吊格等症其脉當中緩而大色白肺病氣喘痰飲痿悴咳嗽等症其脉當浮濇而短色黑腎病腰脚疝瘕淋濁漏精等症其脉當沉濡而滑其間多動則為虚為火静則為寒為實皆當與脉相應又五積六聚尤宜察色與脉症相應故言赤脉白脉合色脉而言之也又五色為五藏間有緑色乃任督陰陽之會也

肥人沉結瘦長浮矮促長疏畫莫違

肥人肉厚脉宜沉結瘦人肉薄脉宜浮長人形矮則脉宜短

但人形長則脉宜疎長相違相反而又不和者皆死非但形體相應雖皮膚滑澁寬緊亦宜與脉相應經言脉數尺之皮膚亦數脉急尺之皮膚亦急脉緩尺之皮膚亦緩脉濇尺之皮膚亦澁脉滑尺之皮膚亦滑是也

附

觀病生死之候歌訣　抄

欲愈之病目眥黃（胃氣行也）眼胞忽陷定知亡（五藏絕也）耳目口鼻黑色起紀之總死有難當（腎乘胃也）面黃目青酣飲真邪風在胃須其身（木尅土也）面白黑目白命門敗困極八日死來侵（先青後黑即素問迴則不轉神去則死之意）面色忽然望之青進之如黑命難存（肝腎絕也）面赤目白怕喘

氣待過十日定死生（火剋金也）黄黑白色起入目更兼口鼻有灾殃
（水來脾也）面青目黄午時死餘候須看兩日殃（木剋土也）目無精光齒斷
黑（心肝絕也）面白目黑亦不祥（肺腎絕也）口如魚口不能合（脾絕）氣出不返
命飛揚（肝腎先絕）肩息直視及唇焦面腫蒼黑也難逃妄語錯亂及不
語尸臭元知壽不高（心絕）人中盡滿兼唇青三日須知命必傾兩
頰顴赤心病久口張直氣命難得（脾肺絕）足趺趾腫膝如斗十日
須知難保守（脾絕）項筋舒展定知殂（督脈絕）掌內無紋也不久（心胞絕）
唇青體冷及遺尿（膀胱絕）背面飲食四日期（肝絕）手足爪甲皆青
黑許過八日定難醫（肝腎絕）脊疼腰重反覆難此是骨絕五日看

體重滿赤時不止肉絕六日議蓋棺手至甲下呼罵多病絕九日定難過髮直如麻半日死絕 小腸壽云 日定損軀

婦人經停四十餘日似妊非妊脈下象用方消經即行效驗

桂枝 八分　桃仁 三錢　延胡 錢　牛夕 三錢

赤芍 錢　丹皮 錢　查炭 三錢　車前 三錢

生麥芽 米　三稜 三錢　只實 錢　不留行 錢

如痛者加寸香 冲服 紅花

醫門撮要一卷

〔清〕綏方摘録
清抄本

醫門撮要一卷

本書主體爲中醫診法，附傷寒論治若干篇。摘録者綏方，清人，生平不詳。全書共列十九篇短篇，摘自費晋卿、王蘇門、陶節庵、夏禹鑄等名醫之著作，分别論述諸病診法、禁忌、治法等，内容多屬前賢醫家經驗。全書首録仰人骨度部位圖、伏人骨度部位圖、臟腑圖、左右手脉式圖、司天在泉圖，正文載有費晋卿脉訣，後有《靈樞》各經要語、仲景傷寒辨舌法、辨舌歌訣及圖、夏禹鑄審顔色苗竅法、彭用光傷寒十禁、陶節庵先生看證法及望色等。本書重視傷寒診法的輯録和整理，具有一定的參考價值。

綏方摘錄

醫門撮要

仰人骨度部位圖

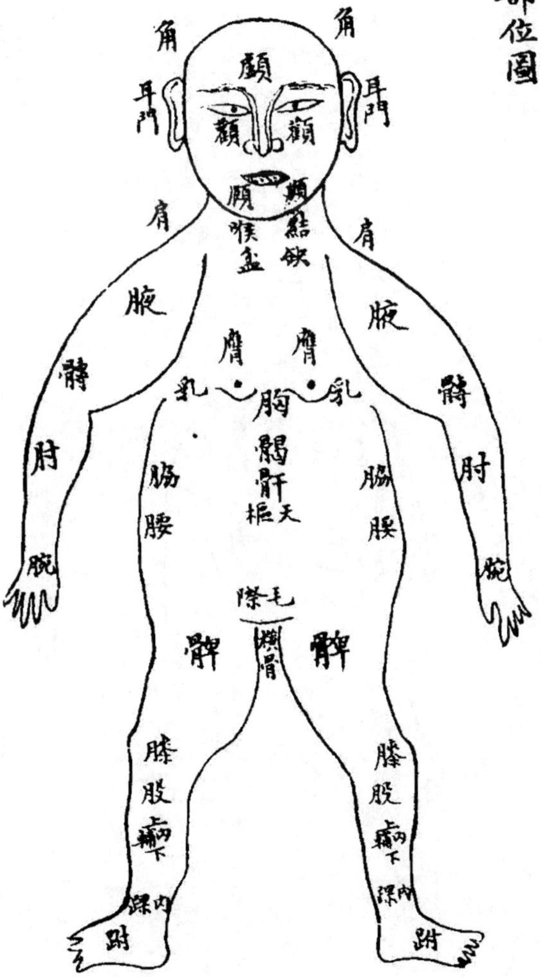
角
角
顱
耳門
耳門
頯
頯
頄
頄
肩
肩
結喉
缺盆
腋
腋
膺
膺
乳
乳
胸
臑
臑
肘
肘
髑骬
天樞
脇
脇
腰
腰
腕
腕
毛際
髀
髀
横骨
膝
膝
股
股
下廉
下廉
内踝
内踝
跗
跗

伏人骨度部位圖

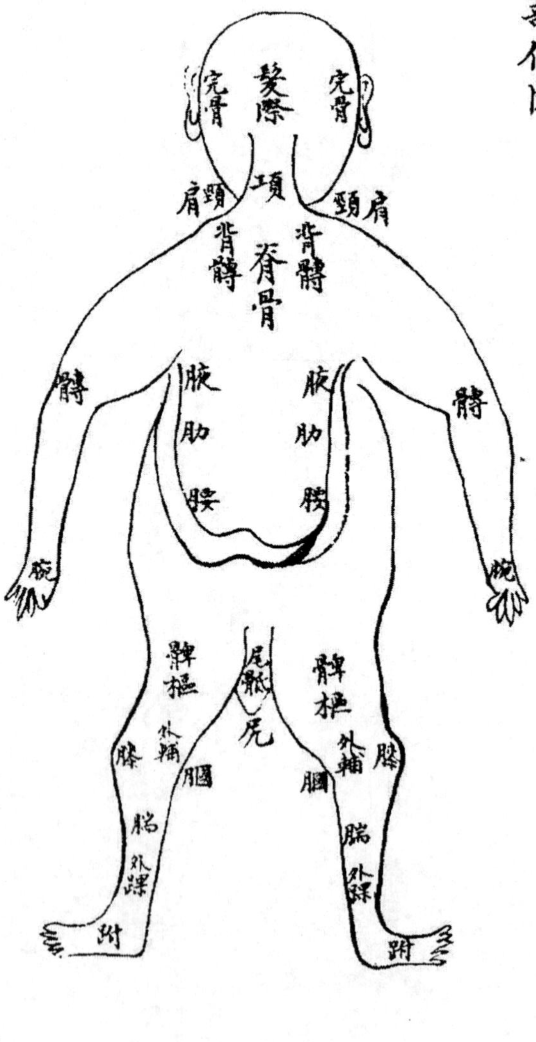

心系七節七節之傍中有小心

腎脊系十四椎下由下而上亦七節

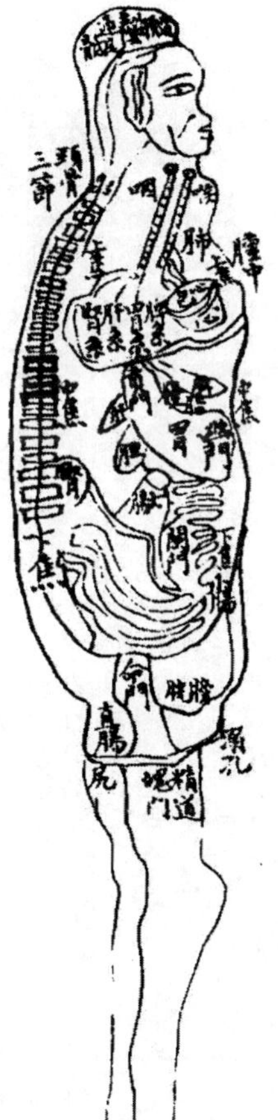

三焦者人氣之三元也總領五臟六腑營衛經絡上下之氣三焦通其於周身灌體和內調外营左養右導上宣下莫大於此

左手脉式

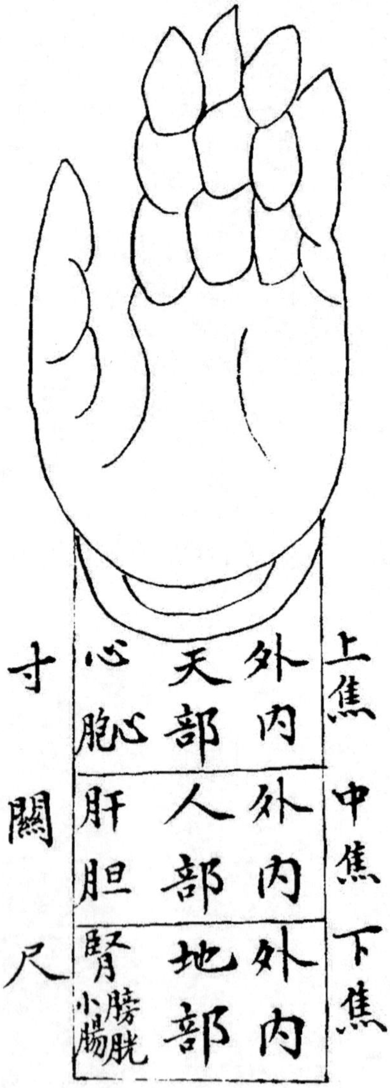

左寸胞絡心左關肝與膽膀胱及腎經左尺定不改

右手脈式

右寸胸及肺右關胃與脾大腸兼腎經右尺自不移

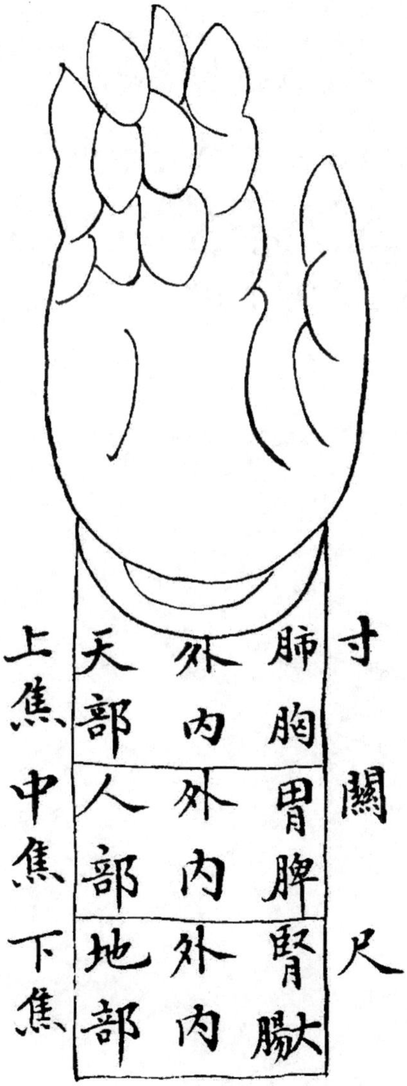

司天在泉圖

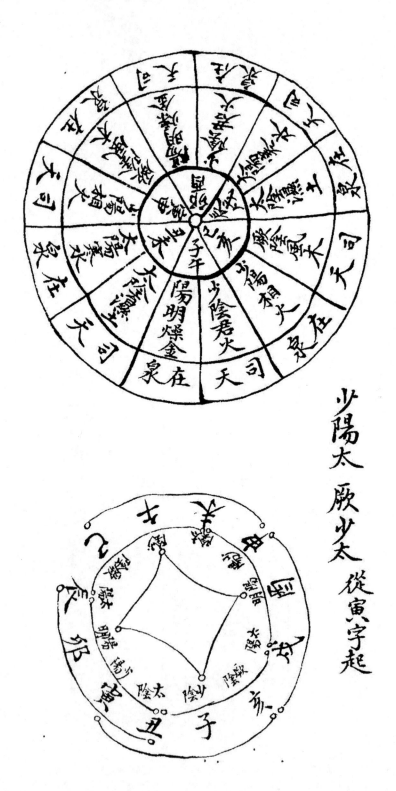

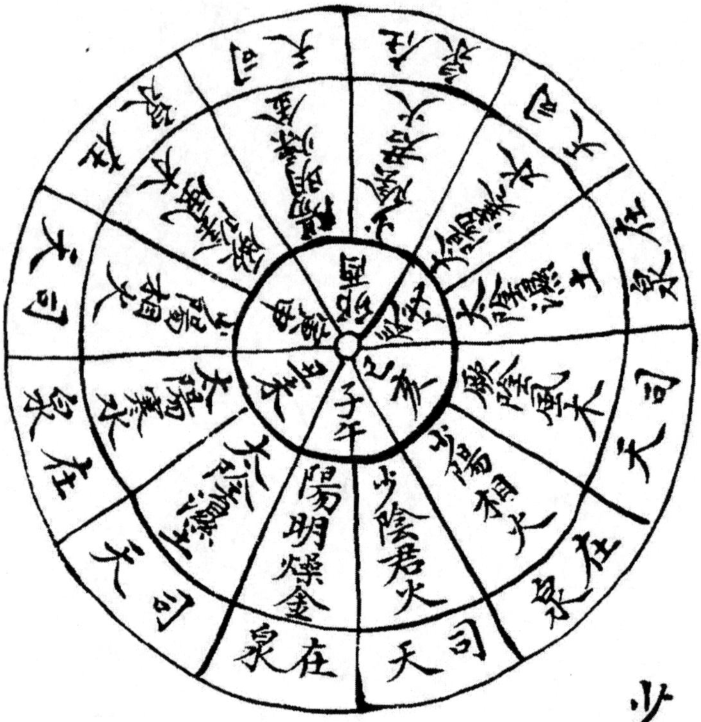

少陽太厥少太從寅字起

目錄

彭用光傷寒十禁

陶節先生看證法

三陰三陽辨症治法

陰經用藥法

截江網論脉

望色

傷寒不可汗

傷寒不可吐不可下

妊娠傷寒論治

產後傷寒論治

武進費晉卿脉訣

脉乃命脉。氣血統宗。氣能率血。氣行血從。内經亦言血脉。而氣在血先之義。自見並無語病。後人著脉經。遂謂脉為血脉。氣往應之。其下文又云、脉不自行。氣動脉應。先說應氣應脉。後說脉應氣。尺幅之中。自相悖戾。今特正之。

右寸為肺、所以主氣。百脉上通。呼吸所繫。左寸為心。生、血之經。一氣一血。賴以養形。天地之大。用莫先於水火。人身之至寶。不外乎氣血。陰以抱陽。陽以攝陰。陰陽生長。互相為根。故兩寸必為諸經之統領。胸中附右寸。膻中附左寸。此上以候上之義也。[illegible]

其在右關。脾胃屬土。倉廩之官。水穀之府。　右外以候胃。內以候脾土。為萬物之母。脾胃不散敗則正氣猶存。病家所以重胃氣也。

一其在左關。肝膽之部。風陽易動。不宜暴怒。　左外以候肝。內以候膽。肝膽應春。所以生長。然風陽易動亢則為害。最宜善調。

右尺命火。釜下之火。日用必需。是可補助。　經謂尺外以候腎。尺裏以候腹。五臟惟腎有兩枚。故兩尺不分左右。皆屬於腎。腹中則統命門大小腸膀胱。皆在其中。究竟不分配。則混淆無主。後人無所持循。今將命門歸於右尺。大腸隸之。命門火衰。便不能薰蒸脾土。百病從此而生。但宜善為溫養。不可過燥。

左尺腎水。性命之根。與右尺火。並號神門。腎歸左尺。膀胱小腸隸之。天一生水。性命之原。尺脈有神。縱有重恙。猶能轉吉。若兩尺敗壞壞。決無生理。

部位既明。當知脈象。切脈之時。不宜孟浪。以我中指。先按關上。前後二指。寸尺相向。掌後高骨。是名曰關。先將中指正按關上。再將前後二指。平按寸尺之上。人長排之宜疏。人短排之宜密。

脈有七診。浮中及沉。左右判別。上陽下陰。寸脈浮取。關脈中取。尺脈沉取。左與右。即左右手。分屬之臟腑。上與下。即寸以候上。尺以候下也。

九候之法。即浮中沉。三而三之。分部推尋。浮以候寸。中以候關。沉以候尺。是合寸關尺為三候也。每部之中。又各有浮中沉三候。是分寸關尺為九候也。

別有一種。名曰斜飛。尺則猶是。寸關相違。斜飛之脉。尺部如常。關寸之脉。斜行透過高骨。一手如此者甚多。浮沉之間。與脉常脉稍異。

更有一種。正位全無。反出關後。大象模糊。反關之脉。正位全無。反出關後。形如血管。至數不甚分明。畢究竟反常之事。不足以為訓。診時尤宜善會。

男脉左大。女脉右盛。男子寸强。女子尺勝。

男為陽。女為陰。故男脉左大。女脉右大。男子寸盛。尺虛。陽勝陰也。女子尺盛。寸虛。陰勝陽也。

脉應四時。遞相判別。春弦夏洪秋毛冬石。

春初發生。有枝無葉。故脉弦以象之。夏令繁盛。枝葉暢茂。故脉洪以象之。秋令肅清。草木黄落。故脉毛以象之。冬令閉藏。水土堅凝。故脉石以象之。長夏屬土。則脉更宜於和緩。

五臟之脉。各部分見。先能知常。方能知變。

五臟之脉。各有本象。反常則為病。

心肺脉浮大。肺脉浮濇。肝脉沉弦。腎脉沉實。脾胃之脉。和緩得中。右尺命門火。與心脉相同。

舊說心脉之浮。浮大而散。肺脉之浮。浮濇而短。肝脉之沉。沉弦而長。腎脉之沉。沉實而濡。等語。予竊有所未安。夫心為君火。大性炎上。故脉宜浮。君大柔和。故浮大而不洪數。但用浮大。狀心脉最佳。若兼散象。則氣血虛脫。疾不可為矣。散字宜節去。肺主氣。故脉亦浮。其兼濇者。氣多血少故也。若兼短則氣病。而為肺害。短字宜節去。肝脉沉弦。固也。若長脉當候於寸尺。不當候於關上。長字宜節去。又云腎脉之沉實。沉實而濡。濡脉之象。浮而且小。與沉實相反。斷不能兼。濡字更宜節去。臨症診脉時。

虛心靜氣。虛則能精。靜則能細。心之靈變。通於指端。指到心到。會悟參觀。

總之切脉之道。全貴心靈手敏。活潑潑地。一片化機。如平日講求精切。閱歷既多。指下之妙。得之於心。不能宣之於口。實有此種境界。即如六陽之脉。偏於浮大。其沉候即在常脉之中候。不得謂之沉候全無也。而沉病有新久。體有強弱。年有壯老。見症雖同。施治不一。化裁通變。則泛應各當矣。

脉來太過。外感為病。脉來不及。內傷之症。外感六淫。風寒暑濕燥火也。其脉必有洪數絃緊滑大等象。內傷七情。喜怒憂思悲恐驚也。其脉必有細濡濇微弱小芤散等象。

人之大氣。積於胸中。呼吸出入。上下流通。呼出之氣。由心達肺。吸入之象氣。肝腎相濟。大氣積於胸中。所以統攝一身。呼出則由心達肺。吸入則由肝納腎。故論根氣則歸本於腎。而樞紐實在中州。

呼吸定息。遲數可別。一息四至。和平之極。五至為常。亦無差忒。三至為遲。遲乃寒結。二損一敗。不可復活。六至為數。數即病熱。七至為疾。熱甚危急。若八九至。陽竭陰絕。一息四至。肺脉極平。和其謂五至。無痾閏以太息者。是言四至中。時多一至。乃人之息長。如三年一閏。五年再閏。非論一息五至之本脉也。其實一息五至。常

人甚多○亦非病惟三遲六數七疾○乃為寒病熱病○其一二至○與八九至○則為陽絶陰絶○無從施治○

浮脈在上○輕按即得○肌膚之間○百不失一○沉脈在下○主裏主陰○按至筋骨○受病最深○浮脈屬陽主表○沉脈屬陰主裏○

浮沉遲數○脈之大端○四者既明○餘脈詳看○浮遲表寒○浮數表熱○沉遲裏寒○沉數裏熱○餘可類推○

大綱秩然○條目宜審○滑濇虛實○亦為要領○浮沉以辨表裏○遲數以辨寒熱○是為脈之大綱○滑與濇所以驗氣血之通濇塞○虛與實所以分邪正之盛衰○是為肺脈之條件○脈症雖多○不外乎此○故以下分

為八門以總括之○

浮脉上泛○如水漂木○輕取即得○重按不足○芤脉如葱○輕平而空○浮沉俱有○但虛其中○如按鼓皮○其名曰革○中沉俱空○陽亢陰竭○浮脉為陽○主一切表病○故脉在肌膚之間○芤主失血中空者氣不能攝血故也○革脉弦大而浮○故謂虛寒相搏○其實乃陰不抱陽孤陽上浮真陰下脫之象○

肌肉之下○其脉為沉○重按乃得○病發於陰○弦大而沉○厥名曰牢○氣凝血結○濁陰混淆○沉極為伏○三候如無○氣機閉塞○真陽已孤○沉脉屬陰○主一切裏症○牢則多主血蓄畜積聚○伏則氣分閉塞○清陽

恒東齋

不能發舒。遲脈為寒。氣血凝滯。若損與敗。不可復治。遲而一止。其名曰結。氣血錯亂。兼主冷積。結雖時止。至數無常。代則定有。氣血消亡。遲為陰寒。氣不宣通。故至數堅聚緩。遲而時有一止。旋止旋還。並無定數。謂之結脈。乃氣錯亂。寒氣積聚所致。若止不能還。兼有定數。便是代脈。四動一止。五六日斃。兩動一止。三四日斃也。數脈為熱。其陰必虛。若因風火。則為有餘。熱甚則疾。一息七止八九為極。煩冤而死。數而一止。其脈為促。多主肺癰。鬱熱陽毒。數脈為熱。不外虛實兩端。疾則熱甚而危。極則必無生理。促乃數而一止。亦無定數。熱鬱於中。故多肺胃之病。

滑肺脉主痰。亦主諸氣。氣盛痰多。往來流利。動脉如豆。多見於關。若在寸尺。陰陽兩悭。滑亦陽脉。痰氣盛。故往來流利。動脉多見關部。若在寸為陽動。主汗多亡陽。在尺為陰動。乃陰虛熱極。女子見於寸關。即為孕娠。

濇脉血少。往來濇滞。血不養氣。艱難而至。血少不潤。故往來艱濇。輕刀刮竹。如雨沾沙。俱極形似。

虛脉如何。往來無力。浮中如常。沉候虧欠。濡脉浮小。如水漂棉。輕取無力。重按豁然。微脉更虛。有無之間。氣血虧損。病勢顛連。散脉無定。渙而不收。元氣將敗。如水浮漚。弱脈在下。似弦非弦。沉細而軟。不宜壯年。細則更沉。如髮如絲。行於筋骨。虛則可知。短脈氣病。見於寸尺。不能滿部。真陽遏抑。虛脈往來無力。三候俱有。而沉候實空。濡脈小而且浮。浮中俱有。沉候如無。微則但有浮中。並無沉候。散則渙散無定。氣血皆脫之象。弱脈但有中沉。兩候。浮候如無。細脈則更沉而且小。如一絲在筋骨之間。短則氣弱。真陽不能通暢。以上各脈。皆由氣血虛弱。故彙在虛字門中。不附於浮沉兩部之門也。

實脈之來。三候有力。更大於牢。邪滯鬱結。洪脈上湧。與洪水同。泛泛不已。熱盛於中。大脈較濶。來剛去柔。正虛邪盛。病進可憂。弦脈勁直。如張弓弦。木旺克土。痰飲連緜。弦而彈轉。其脈爲緊。爲寒爲痛。浮沉宜審。寸尺之脈。有時而長。過於本位。毗陰毗陽。實脈三候有力。更大於牢。爲邪滯鬱結。洪則如湧如沸。邪熱熾盛。大則正虛病進。久病更危。弦爲肝之本象。木旺克土。故主氣。又主痰飲。浮緊爲寒。沉緊爲痛。並爲氣病。長過於寸。則毗陽而亡陰。長過於尺則毗陰而亡陽。又爲關格之徵。以上各種皆是實病。故彙入實字門中。不附別部。

惟有緩脈。悠悠揚揚。是爲胃氣。見之吉祥。別有一種。怠緩近遲。血虛氣弱。積濕可知。緩者、從容和緩。所謂胃氣也。悠悠揚揚。意思欣欣。此八字最能傳緩字之神。病家得此。定可無害。若急緩無神。乃是濕病。不可不知。

一切病症。不外三因。何症何脈。辨之貴真。不能殫述。自可引伸神而明之。存乎其人。

逐月主胎脈 惟心與小腸無所主

一肝二胆三心胞。四三焦五脾六胃。七肺八大腸。九腎十膀胱。

五臟

手少陰心 足少陰腎五 手太陰肺 足太陰脾四 足厥陰肝六

六腑

手陰(陽)明大腸 足陽明胃二 手太陽小腸 足太陽膀胱一

足少陽膽三 手少陽三焦 手厥陰心胞絡

脉歌

左寸心胞絡。左關膽與肝。左尺司何職。膀胱腎係焉。

右寸胸中肺。胃脾屬右關。要知大腸腎。右尺自昭然。

五臟所藏

心藏神　肺藏魄　肝藏魂　脾藏意　腎藏志

五臟化液

汗乃心之液　涕乃肺之液　淚乃肝之液　涎乃脾之液　唾乃腎之液

五臟所惡

心惡熱　肺惡寒　肝惡風　脾惡濕　腎惡燥

五臟六腑之表裏

心與小腸為表裏　肝與膽相為表裏　脾與胃相為表裏

肺與大腸為表裏　腎與膀胱為表裏　心胞與三焦為表裏

五臟所主

心主血　肝主筋　脾主肌肉　肺主皮毛　腎主骨

人身所屬

瞳神屬腎　眼黑屬肝　眼白屬肺　眼皮上下屬脾胃　紅筋屬心

舌屬心　口屬脾　鼻屬肺　目屬肝　耳屬腎　眉屬肝

齒屬腎　髮屬腎　四肢屬脾　脉屬心　乳房屬胃　乳頭屬肝

莖屬肝　額屬胃部　鬢屬膽部　項屬肝部　項屬膀胱部

牙齦上下屬胃大腸

肺為腎母金生水　脾為肺母土生金　心為脾母火生土　肝為心母木生火　腎為肝母水生木

恒康號

經脉出自靈樞本當全篇融貫熟讀為醫門之實學第若觀縷交加難於記誦于是稍為裁削畧其繁辭兼取軒岐仲景切於經脉之文參入一二以為決脉之捷法若言筆削聖經則我豈敢

肺手太陰之脉。起於中焦。下絡大腸。還循胃口。上膈膈膜遮膈濁氣使不上熏心肺布胸中。屬肺。從肺系。橫出腋下。循臑內。下肘中。循臂內。入寸口。循魚際。出大指。其支者。從腕後。直出次指內廉。出其端。是動邪在氣氣為是動則病肺脹滿。膨膨然而喘欬。其脉布胸中故病喘欬肺宜溫潤躁則病寒亦病胸中痛。缺盆中痛。缺盆乃手足陽明脉氣所發肺病則胃氣不升大腸之氣不降故痛氣不行而痛甚則交兩手而瞀。（瞀麻木不仁也）是主肺所生病者。（邪在血血為所生病）欬、上氣、喘、煩、渴、心滿。臑臂內前廉痛。氣盛有餘。則喘、渴、胸盈。仰息、肩背痛。風寒、汗出、中風。小便數而欠。（風寒在表故汗出中風邪傷其氣故小便數而欠欠少也）氣虛則肩背痛寒。少氣不足以息。溺色變。（氣虛則陽病故為痛為寒而怯然少氣金衰則水涸故膀胱氣化不行而溺色黃赤也）氣絕則皮毛焦。爪枯毛折。盛者寸口大三倍於人迎。虛者寸口反小於人迎也。

大腸手陽明之脉。起於大指次指之端。（肺脉出次指大腸脉即受肺交而起食指）出合谷兩骨之間。上入兩筋之中。循臂上廉。入肘外廉。上臑外前廉。上肩出髃骨之前廉。上出柱骨之會上。下入缺盆。絡肺。下膈。屬大腸。

大腸上接小腸下接回腸傳送不潔之物必待肺氣下行故與肺為表裏其支者。從缺盆上頸貫頰。
入下齒。挾口。交人中。左之右。右之左。上挾鼻孔。是動則痛病齒
痛。必惡熱飲頰腫。是主津所生病者。大腸與肺為表裏肺主氣津由氣化故凡大腸之或洩或閉皆津所
生之病也目黃口乾鼻衄喉痺。能言腹中雷鳴切痛。感寒則泄氣常衝。胸
瘧。日發而渴肩肺臑痛。次指不用。氣有餘則當脈所過者熱腫。皮膚殼
殼然。堅腫而不痛。虛則寒慄不復。肩背肘臂外痛。盛者人迎大三
倍于寸口。虛者人迎反小于寸口也。
胃足陽明之脈。起於鼻之交頞中。入上指齒。挾口環唇。出大迎。穴名
在面絡於目。陽明主肉其脈挾鼻絡于目上耳前。循髮際。至額顱。其支者。下人

迎。穴名在頭動脉應手循喉嚨。入缺盆。下膈。屬胃。絡脾。其直者。從缺盆。下乳。挾臍。入氣街中。氣街穴也其支者。起胃口。循腹裏。下氣街中。而合。以下髀關。抵伏兎。伏兎在膝上六寸髀關在其後下膝臏中。循脛外廉。外下足跗。入中指內間。其支者。下膝。入次指外間。按足陽明属兌內庭陷谷皆在次指靈枢甲乙脉經俱作中指誤其支者。別跗上。入大指間。出其端。是動則病灑灑振寒。善伸數欠顏黑。伸欠顏黑土勝水也惡人與火。胃実則熱熱則惡火聞木音則惕然而驚。土惡木邪故驚心欲動。獨閉戶塞牖而處。甚則欲上高而歌。棄衣而走。陽盛則四肢實実則能登高也腸響腹脹。大盛與水相激故激搏有声即腸鳴也本輸篇云大腸小腸皆屬于胃罵詈不避親疏。胸上熱鬱蒸于心神明之乱也是主血所生病者。陽明多氣多血是主血所生病

狂瘧間日發而不渴濕溫濕濁下滲也陰痿足廢衝督帶三脈皆聚陽明陽明主潤宗筋宗筋主束骨而利

機關汗出鼽衄唇漯漯暴難言甚則不能言面腫齒痛必惡清飲口喎唇

胗人中腫也面顏黑頸腫喉痹不能言大腹水腫土病不能制水故也膝臏腫痛膺

乳氣街股骭外廉足跗上皆痛次指不用腹脹滿胃脘當臍而痛

上支兩脇膈塞不通飲食不下胃中不和則不能正偃腹中鳴身

重難以行胃熱則宗氣喘數胃之大絡出名虛里出左乳下其動應衣宗氣也氣盛則身以

前皆熱消穀善飢溺色黃此陽明實熱在經在府之辨也盛者人迎大三倍於寸

口虛者人迎反小於寸口也

脾足太陰之脈起於大指之端上內踝音哇循股內前廉入腹屬脾

恒庫

絡胃。上膈挾咽。連舌本。散舌下。其支者。復從胃別上膈。注心中。
是動則病舌本強。食則嘔。脾氣燥則健而食易消寒則衰故食不消而嘔逆胃脘痛。腹
脹。善噫。脾脉入腹屬脾絡胃故為痛陰盛而而工于陽明故氣滯而為噫得後與氣。則快然如
衰。便後失氣則快然如病衰但倦急耳身體皆重。脾濕之氣下流也是主脾所生病者。舌本
痛。氣病則強血病則痛煩心。心下急痛。寒瘧。溏瘕泄。脾寒則為溏泄脾滯則為癥瘕水閉黃
痺不能臥。水氣逆滿傷氣也善饑。善味。指痿。足不收。行善瘈。強立。股膝內
腫厥。大指不用。寒冷則厥而響響然。腹中穀穀。便溲難。心痛引背
不得息。實則腹涇溲便不利。身盡痛。虛則四肢不用。五臟不安。百
節皆縱。腹腸陽飧泄而熱。不嗜食。食不化。怠惰嗜臥。九竅不通。身

體不能動搖。當臍上下左右動氣。氣絕則脈不營肌肉。舌萎人中

滿。唇反。盛者寸口大三倍於人迎。虛者寸口反小于人迎也。

心手少陰之脈。起於心中。出屬心系。下膈絡小腸。其支者。從心

系上肺。出腋下。下肘內。循臂內後廉。入掌內。循小指之內。出其端。心系有二。一則

上與肺通。為心包絡之系。一則下絡小腸。為周身血脈之總司。是動則病嗌乾。心痛。渴而欲飲。

心火炎則心液耗。故渴而欲飲。善笑善忘。眩仆頑。心善驚不寐。是主心所生病者。

目黃。臑背肩脇滿痛。臑臂內後廉痛。厥掌中熱。而脘浸淫。瘡瘍。舌

乾焦苦。渴渴。舌破。心胸間汗。實則笑不休。虛則悲。胸腹大。脇下與

腰相引而痛。氣絕則脈不通。血不流。髮色不澤。面色黑如漆柴。盛

者寸口大再倍於人迎。虛者寸口反小於人迎也。

小腸手太陽之脉。起於小指之端。循手外側上腕。循臂骨下廉。出肘內側兩筋間。上循臑外後廉。交肩上。入缺盆。絡心。循咽下膈。抵胃。屬小腸。

其支者。從缺盆循頸上頰。至目銳眥。却入耳中。

其支者。別頰上䪼。音拙抵鼻。至目內眥。

是動則病嗌痛頷腫。不可以顧。痛在頸側也肩似拔。臑似折。是主液所生病者。小腸主泌別清濁。病則清濁不分而流衍無制。是主液所生病也耳聾目黃。頰腫。鼻衂。不成流頸頷肩臑肘臂外後廉皆痛。盛者人迎大再倍於寸口。虛者人迎反小於寸口也。

膀胱足太陽之脉。起於目內眥。睛明穴也上額穴會巔。

其支者從巔至

耳上角。其直者，從巔入絡腦，還出別下項，循肩髆內，挾脊抵腰
中，入循膂，絡腎，屬膀胱。其支者，從腰脊間，貫臀，入膕中。其支
者，從髆內左右，別下貫胛，挾脊內，過髀樞，下合膕中，以下貫踹內，
（踹音湍，足跟也。）至小指外側。是動則病衝頭痛，（邪循經上而痛也。）目似脫，項似
拔，（痛在頭後，不可俛仰。）脊痛，腰似折，（寒痛）上髀不可以曲，膕如結，踹如裂，是主
骨所生病者。（腎主骨，膀胱為腎之府，故亦主之。世本作是主筋所生病者，誤。）痔、瘧、（虛則痔，盛則瘧。）狂、癲疾。
（邪入于陽也。）頭、顖、（音信）項痛。目黃。（為畜血。）淚出、鼽、衄。（則成流。）小腹偏腫、向痛。以
手按之，即欲小便而不得。胞痺。少腹按之內痛，若沃以湯，澀于小
便，上為清涕。膀胱不利為癃，不約為遺溺。項背腰尻膕踹脚踝痛。

小指不用。盛者人迎大再倍于寸口。虛者人迎反小於寸口也。

腎足少陰之脉。起於小指之下。斜走足心。循内踝後。別入外踝。出膕内廉。上股内後廉。貫脊。屬腎。絡膀胱。其直者。從腎上貫肝膈。入肺中。循喉嚨。挾舌本。其支者。從橫骨中挾臍。循腹上行而入肺。橫骨一名下極也。從肺出絡心。注胸中。腎臟有二。其脉交通水火。左者直上入肺。而循喉挾舌。右者直行臍腹而上絡心包越。以右腎為命門非也。是動則病饑不欲食。陰火上來。雖饑不欲食也。面如漆柴。腎水枯也。欬唾則有血。真陰損而延及其母。喝喝而喘。腎水不能上通子肺也。坐而欲起。陰虛陽擾而不能靜。目睆睆如無所見。目之明在瞳子。瞳子者腎之精。腎氣內奪。故目睆睆如無所見。如心如懸。若饑狀。心腎不交。則精神離散。故心如懸。陰虛則內饑。故常如饑狀。氣不足則善恐。心惕惕如人將捕之腎藏志為恐腎氣怯故惕惕如人將捕之是主腎所生病者耳鳴遺泄口熱舌乾咽腫上氣嗌乾及痛厥氣走而不能言手足清大便自利口熱如膠也煩心心痛痛引腰脊欲得嘔黃癉水虛上實故為癉其額上必黑腸澼腎開竅于二陰故為腸澼寒則利清穀熱則便膿血脊股內後廉痛痿厥嗜臥泄利下重足下熱而痛小腹急痛腰下冷痛自言腹脹滿而賁不滿腔腫煩寃煩為煩擾煩擾寃熱骨痿不能起則中清肋音拔季脇下指清黑清厥意不樂四肢不收身重寢汗出憎風氣絕則肉軟却齒長面垢髮無澤盛者寸口大再倍於人迎虛者寸口反小於人迎也

心主手厥陰心胞絡之脈起於胸中出屬心胞絡諸邪之在心者皆心包絡受之

下膈。歷絡三焦。其支者。循胸出脇下腋。循臑內。入肘中臂。行兩筋間。入掌中。循中指。其支者。別掌中。循小指次指出其端。次指無名指也。是動則病手心熱。臂肘攣急。腋腫。甚則胸脇支滿。心中憺憺大動。面赤目黃。喜笑不休。是主脈所生病者。諸脈雖屬于心而行太陰肺部脈之運動皆由胞絡之火故又為心包所主。煩心心痛。痛引腹脇欲得按。掌中熱。脈起心胸入掌中也。盛者寸口大一倍於人迎。虛者寸口反小於人迎也。

三焦手少陽之脈。起於小指次指之端。上出兩指之間。循手表腕。出臂外兩骨間。上貫肘。循臑外上肩。入缺盆。布膻中。散絡心包。下膈。循屬三焦。

其支者。從膻中上出缺盆。上項。繫耳後。出耳上角。

以屈下頰至䪼○

其支者○從耳後○入耳中○出耳前○交頰○至目銳眥○三焦有上中下之名其形則一在七節兩腎之中所謂上焦如霧中焦如漚下焦如瀆是言三焦之用非實有三也是動則病耳聾渾渾焞焞而痛○嗌腫喉痺○三焦之氣通于嗌喉不和則痺腫矣往來寒熱是主氣所生病者○三焦為決瀆之官水病必由于氣也汗出○目銳眥病痛○頰痛○耳鳴○耳後肩臑肘臂外皆痛○小指次指不用○腹氣滿○小腹尤堅○不得小便○溢則水留即為腫脹○盛者人迎大一倍於寸口○虛者人迎反小於寸口也○

膽足少陽之脈○起於目銳眥○上抵頭角○下耳後○循頸至肩○上入缺盆○

其支者○從耳後○入耳中○出走耳前○至目銳眥後○

其支者○別

銳眥後下大迎合手少陽抵𩓐下頰車下頸合缺盆以下胸中貫膈絡肝屬膽循脇裏出氣街遶毛際橫入髀厭中（即髀樞）其直者從缺盆下腋循胸過季脇下合髀厭中出膝外廉循足跗入小指次指之間。其支者別足入跗入大指間。是動則口苦（胆病則液泄故口苦）嘔宿汁善太息（胆鬱則氣不舒故善太息）驚惕心下憺憺恐人將捕之嗌中介介然數噤心脇痛不能轉側（足少陽之脉別貫心循脇裏故病則不能轉側）耳無所聞甚則面有微塵體無膏澤（胆病則春升之令不行如木之枝葉凋瘁而色枯槁）足外反熱是為陽厥（病木屬火故為陽厥）是主筋所生病者（肝主筋胆為肝之府故亦主之世本作是主骨所生病者訣）頭角頷痛銳眥痛缺盆中腫痛腋下腫馬刀挾癭汗出振寒瘧（胆居表裏之半。陰勝則振寒，陽勝則汗出，故瘧。胸脇膝脛踝前諸節皆痛。小指次指不用。少陽終者，耳聾，百餘盡縱，目系絕。盛者人迎大一倍於寸口，虛者人迎反小於寸口也。

肝足厥陰之脉，起於大指上，循足跗上膕內廉，循陰股，環陰器，抵小腹，挾胃，屬肝，絡膽，上貫膈，布脇肋，循喉嚨之後，上入頏顙，連目系，上出額，與督脉會於巔。其支者，從目系下頰裏，環唇內。其支者，復從肝別貫膈，上主肺。是動則病閉目不欲見人，腰痛不可以俛仰，痛熱上，丈夫㿗疝，婦人少腹腫，甚則咽乾，面塵脫色，淅淅時寒熱，兩脇下痛引少腹，上下無常處，淋溲便難，脇痛支滿，手足淸面青唇黑是主肝所生病者胸滿嘔逆作酸飱泄狐疝遺溺閉癃頰腫喉痺吐膿血吐血下血暴湧不止瘓瘲惡風渾身酸麻疼痛四肢滿悶筋痿不能起陰縮兩筋急轉筋足逆冷脛酸陰癢盛則善怒忽眩冒眩運也而巔疾巔頂痛也氣逆則頭痛耳聾目赤腫痛虛則目䀮䀮無所見耳無所聞善恐如人將捕之善恐如人將捕有三足少陰是腎藏陽氣虛衰足少陽是膽虛寒涎清沃足厥陰肝虛神魂不寧一因精傷一因血虛一因涎沫宜辨之氣絕則筋急引舌與卵唇青盛者寸口大一倍於人迎虛者寸口反小於人迎也

傷寒辨舌序

自仲景論傷寒、而傷寒始有專書、蓋治病以傷寒為先、傷寒治而諸症無不可治、傷寒有從症從脉之分、故治傷寒、又以辨舌色為要、舌色辨而表裏虛實、不啻飲上池水而洞見癥矣結矣、　先君子平生以活人為心、留意於斯者有年、每欲會萃衆説、纂成一書、而不果、不尚蘇門承先人志、讀之暇時講求治傷寒之學、竊見敖氏三十六舌之説、簡而能該、復採擇他書與敖氏相發明者錄之、間附鄙見、亦先人之志也、傷治傷寒者不無小補云

傷寒辨舌法

會稽蘭亭王蘇門輯

敖氏云舌乃心之苗。象離屬火。主熱。凡傷寒初起。邪在表。則舌紅而無胎。邪入半表半裏。其舌變為白胎而滑。小柴胡湯。邪傷傳于裏。舌必黃胎。邪入于胃。急宜下之。承氣湯。失于遲下。胎必轉黑。變症蜂起。此為難治。若舌現黑色。十無一生。因心火自炎。與邪熱相乘。故有熱極化水之象。蓋臟腑俱受邪毒。症必作熱。治宜急下。否則其熱散入絡臟。鮮有不死者。如燒薪。初則紅色。過則為黑灰矣。黑厚而燥。是火食甚重。黑而光滑濕潤。口不渴。虛症。宜熟地。此經所謂亢則害。承乃制也。先著十二舌。恐未盡諸症。復作二十四舌。彙為三十六舌圖。并列治方。編成歌訣。便於記覽。則推原承流。實決生死之妙法也。

三十六舌歌訣

傷寒辨舌金鏡訣。秘分三十六種舌。舌為君火心之苗。表裏週身都貫徹。舌尖為表根為裏。舌邊為外中為内。赤白為灰黄紫黑色。屈伸燥濕看仔細。紅色為正屬心火。初見白胎火剋金。肺主皮毛邪在表。發汗麻黄與葛根。白加青色金克木。半表半裏邪在腹。三日四日五日間。大小柴胡并敗毒。木邪克土青變黄。譫語傳胃結胸膛。按之有痛宜急下。大小承氣擇其當。莫待黄深變灰黑。熱及似水最危急。六經傳遍死須臾。此是五行相賊剋。淡紅為正赤色甚。名曰將瘟須透頂。

凡例

一三十六舌症候醫方悉宗敖氏金鏡録不敢妄參末議

一衛東道人舊有辨舌訣然與金鏡録彼此迥別且少包括茲悉照敖氏更正庶無攷誤也

會稽王蘇門蘭亭氏著

古吳繆　芳年氏參訂

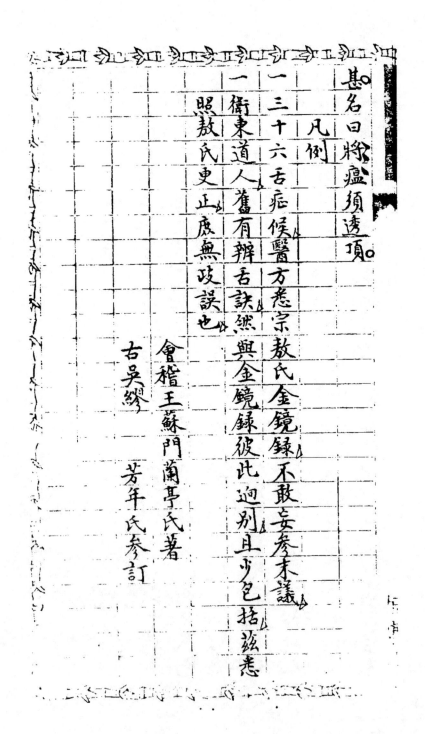

将温舌

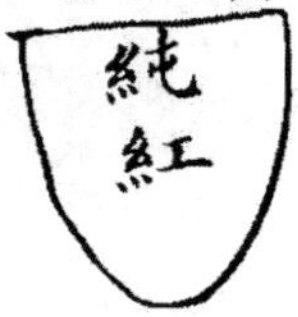

人裂舌

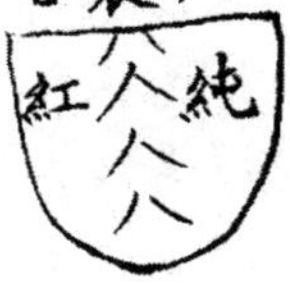

碎裂紅紋人字樣。涼膈治其心火盛。

二

一舌見純紅。熱蓄於內也。不問何經。宜透頂清神散治之。

透頂清神散　皂角　細辛　白芷　當歸

右藥各等分為末。令病人先噙水一口。以藥少許吹入鼻內吐去水。取嚏為度。未嚏仍用藥吹之。凡瘟疫之家。不拘已未患者皆宜用之

舌見純紅。更有裂紋。如人字形者。乃心火燔灼。熱毒炎上。故發裂也。宜涼膈散

涼膈散　大黃　芒硝　山梔　連翹　黃芩　甘草　薄荷　竹葉　生蜜

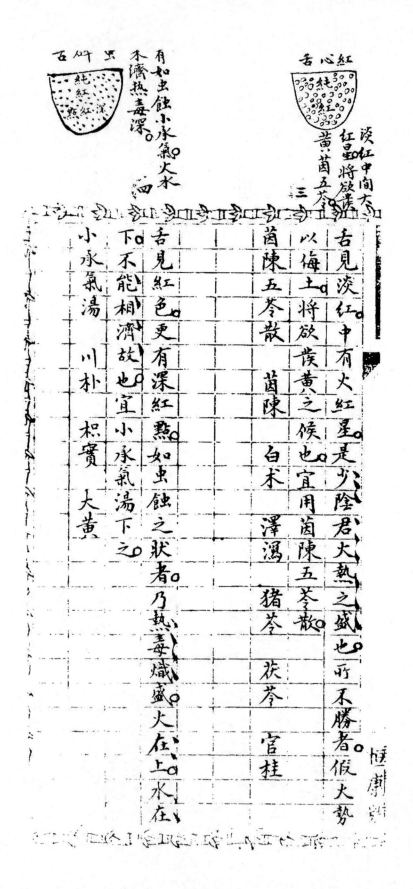

紅心舌

淡紅中間大紅星將欲發黃、茵五苓。

三

虫蝕舌

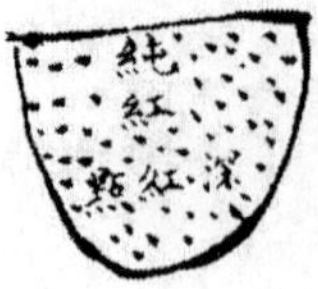

有如虫蝕小承氣。火水不濟熱毒深。

四

舌見淡紅。中有大紅星。是少陰君火熱之盛也。所不勝者。假火勢以侮土。將欲發黃之候也。宜用茵陳五苓散。

茵陳五苓散　茵陳　白朮　澤瀉　猪苓　茯苓　官桂

舌見紅色。更有深紅點。如虫蝕之狀者。乃熱毒熾盛。火在上。水在下。不能相濟故也。宜小承氣湯下之。

小承氣湯　川朴　枳實　大黃

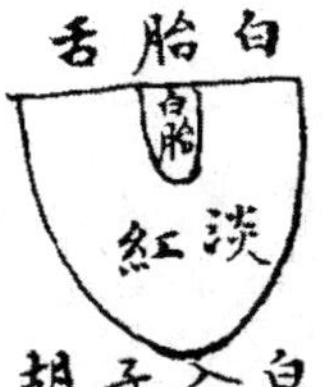

白胎滑色入半表〇梔子豉湯柴胡小〇

五

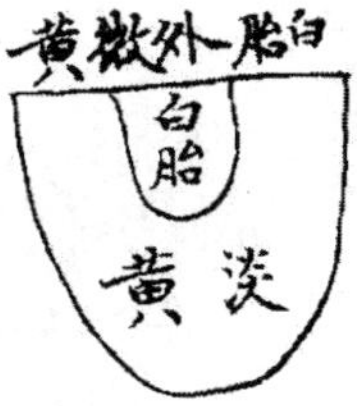

白胎之外見微黃〇五苓

解毒防泄兆〇

六

舌見白胎滑者〇邪初入裏也〇丹田有熱〇胸中有寒〇乃少陽半表半裏之症〇宜小柴胡湯〇又梔子豉湯〇

小柴胡湯　柴胡　半夏　人參　甘草　黃芩　生姜　大棗

梔子豉湯　豆豉　山梔

舌見中白胎外微黃者〇必作泄〇宜服解毒湯〇惡寒者五苓散〇

解毒湯　黃連　黃芩　黃柏　山梔

五苓散　白朮　澤瀉　猪苓　茯苓　官桂

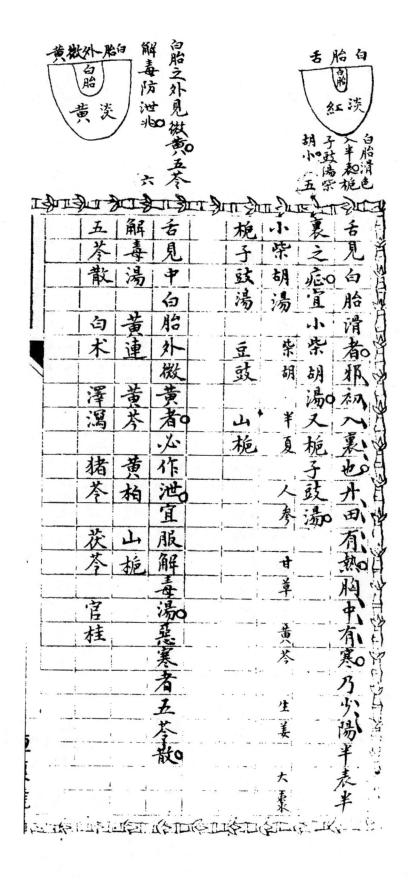

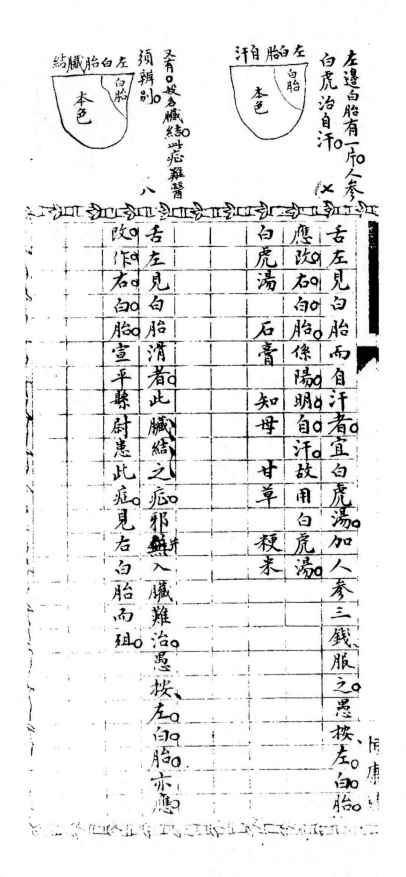

左邊白胎有一片。人参白虎治自汗。

左白胎自汗

又有一般名臟結。此症難醫須辨別。

左白胎臟結

八

舌左見白胎而自汗者。宜白虎湯加人参三錢服之。愚按、左。白。胎。應改。右。白。胎。係陽。明。自。汗。故用白虎湯。

白虎湯　石膏　知母　甘草　粳米

舌左見白胎滑者。此臟結之症。邪無入臟難治。愚按、左。白。胎。亦應改。作。右。白。胎。宣平縣尉患此症。見右白胎而殂。

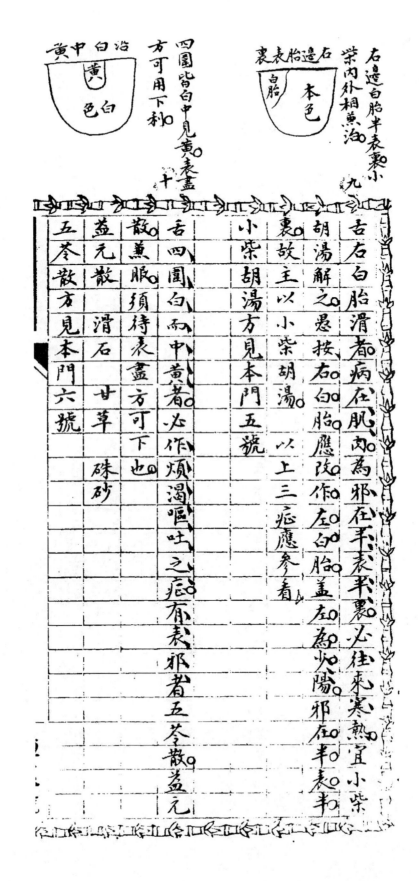

九 右邊白胎半表裏。小柴内外相兼治。

右邊胎表裏

十 四圍皆白中見黃。表盡方可用下利。

治白中黃

舌右白胎滑者。病在肌肉。為邪在半表半裏。必往來寒熱。宜小柴胡湯解之。愚按。右。白胎。應改作。左。白胎。蓋左為少陽。邪在半表半裏。故主以小柴胡湯。 以上三症應參看

小柴胡湯方見本門五號

舌四圍白而中黃者。必作煩渴嘔吐之症。有表邪者五苓散。益元散。兼服。須待表盡方可下也。

益元散 滑石 甘草 硃砂

五苓散方見本門六號

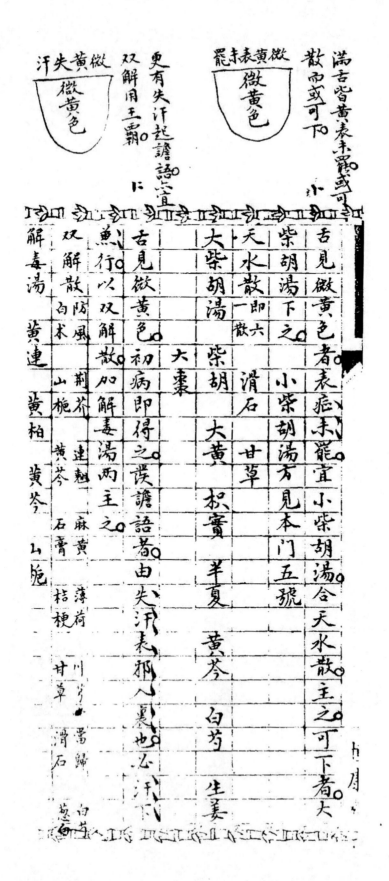

滿舌皆黃，表未罷○或可小柴

散而或可下○

微黃表未罷

更有失汗起譫語○亦宜

双解用王霸○

微黃失汗

舌見微黃色者○表症未罷○宜小柴胡湯○合天水散○主之○可下者○大

柴胡湯下之○ 小柴胡湯方見本门五號

天水散 即六一散 滑石 甘草

大柴胡湯 柴胡 大黃 枳實 半夏 黃芩 白芍 生姜

大棗

舌見微黃色○初病即得之○謏譫語者○由失汗表邪入裏也○必汗下

兼行○以双解散加解毒湯兩主之○

双解散 防風 荊芥 連翹 麻黃 薄荷 川芎 當歸 白芍

白朮 山梔 黃芩 石膏 桔梗 甘草 滑石 葱白

解毒湯 黃連 黃柏 黃芩 山梔

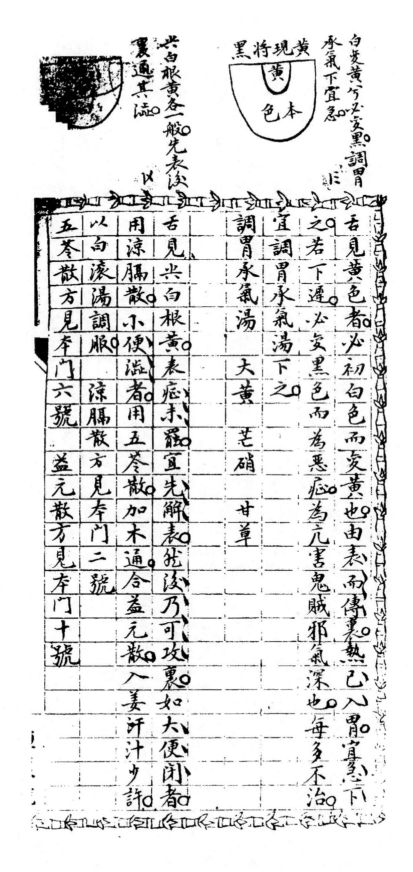

白変黄兮必変黑。調胃承氣下宜急。

尖白根黄各一般。先表後以裏通其流。

舌見黄色者。必初白色而変黄也。由表而傳裏。熱已入胃。宜急下之。若下遲。必変黑色而為悪症。為亢害鬼賊邪氣深也。每多不治。宜調胃承氣湯下之。

調胃承氣湯　大黄　芒硝　甘草

舌見尖白根黄。表症未罷。宜先解表。然後乃可攻裏。如大便閉者。用涼膈散。小便澁者。用五苓散。加木通。合益元散。入姜汁少許。以白滾湯調服。

涼膈散方見本門二號

五苓散方見本門六號

益元散方見本門十號

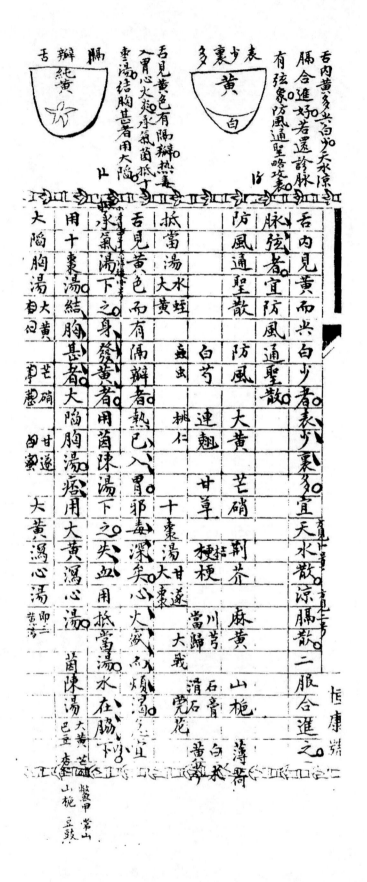

舌內黃多、少白少。天水涼膈合進好。若還診脈有弦象。防風通聖略攻表。

表少裏多

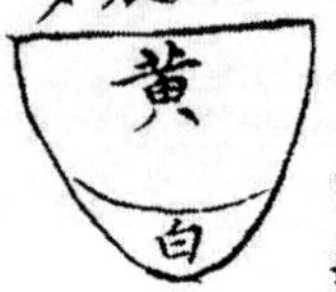

舌見黃色有隔瓣。熱毒入胃心火熾。承氣茵抵十棗湯。結胸甚者用大陷。

隔瓣舌

舌內見黃而少白少者。表少裏多。宜天水散（方見十一方）。涼膈散（方見七十二方）。二服合進之。

脈弦者。宜防風通聖散。

防風通聖散
防風　大黃　芒硝　荊芥　麻黃　山梔　薄荷
白芍　連翹　甘草　桔梗　川芎　當歸　石膏　滑石　白朮　黃芩

抵當湯　水蛭　大黃　虻蟲　桃仁

十棗湯　甘遂　大棗　大戟　芫花

舌見黃色而有隔瓣者。熱已入胃。邪毒深矣。心火大熾。而煩渴者。宜承氣湯（[illegible]）下之。身發黃者。用茵陳湯下之。失血用抵當湯。水在脇下。用十棗湯。結胸甚者。大陷胸湯。痞用大黃瀉心湯。

茵陳湯　大黃　芒[硝]　巴豆　杏[仁]　鱉甲　常山　山梔　豆豉

大陷胸湯　大黃　芒硝　甘遂　杏仁　葶藶　白蜜

大黃瀉心湯（即三黃湯）

恒康號

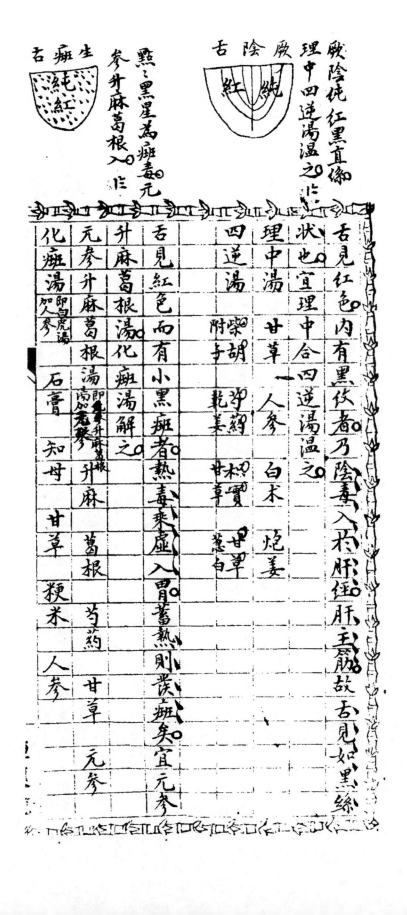

厥陰純紅黑直絲。理中四逆湯溫之。

厥陰舌

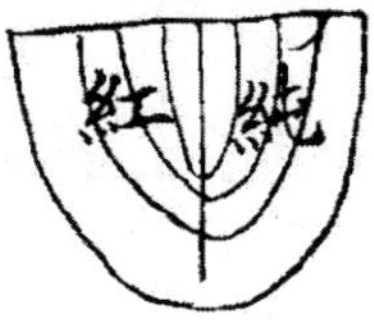

點點黑星為斑毒。元參升麻葛根入。

生斑舌

舌見紅色。內有黑紋者。乃陰毒入於肝經。肝主筋。故舌見如黑絲狀也。宜理中合四逆湯溫之。

理中湯　甘草　人參　白朮　炮姜

四逆湯　柴胡　附子　芍藥　乾姜　枳實　甘草　甘草　葱白

舌見紅色而有小黑斑者。熱毒乘虛入胃。蓄熱則發斑矣。宜元參升麻葛根湯化斑湯解之。

元參升麻葛根湯（即升麻葛根湯加元參）　升麻　葛根　芍藥　甘草　元參

化斑湯（即白虎湯加人參）　石膏　知母　甘草　粳米　人參

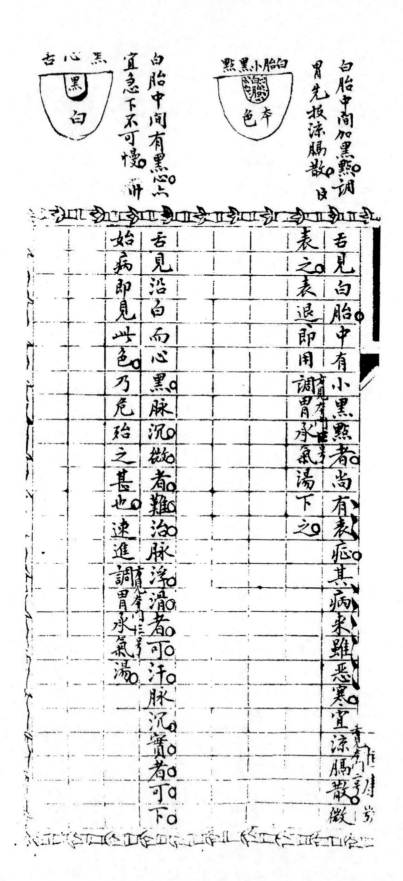

白胎中間加黑點○調胃先投涼膈散○ 日

白胎中間有黑心○宜急下不可慢○ 六卅

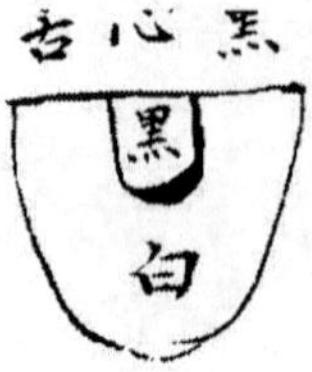

舌見白胎○中有小黑點者○尚有表症○其病來雖惡寒○宜涼膈散○（方見本門三號）微表之○表退即用調胃承氣湯（方見本門三號）下之○

舌見沿白而心黑○脉沉微者○難治○脉浮滑者○可汗○脉沉實者○可下○始病即見此色○乃危殆之甚也○速進調胃承氣湯（方見本門三號）○

黄色中間小黑星調胃解和須急行。

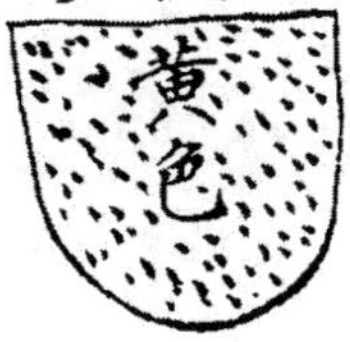

搽金不換葯

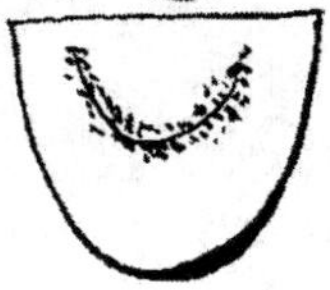

舌見黄色而有小黑星者。邪偏六腑。將入五臟也。急宜調胃承氣方見本卷三号湯下之。次進解和散。十救四五。

解和散　蒼术　厚朴　陳皮　甘草　桔梗　藁本

脾家濕熱不清。大舌四邊紅疳白點而爛。用六味湯。加鮮生地不滑石不淡竹葉不苡米不猪苓不澤瀉不車前不草稍五分二服即愈。

口唇牙肉腫爛。同此治法。

六味湯

搽药如前

紅點紫舌

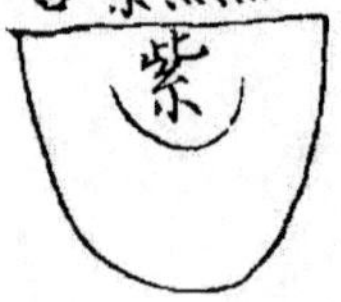

純紫舌

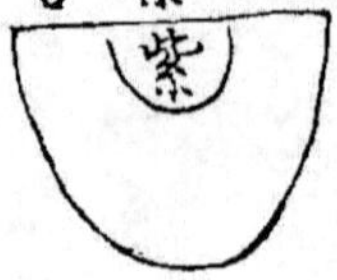

搽药如前

此症因心脾二經熱極所致滿口紅點紫色作爛而痛或身有黑㿃用六味湯詳前第十加熟石膏刃葛根不川連弍青黛不山梔不甚者加大黃示如六脉不數者不照此方

此症因傷寒用葱酒發汗酒毒入心以致大舌純紫宜用升麻不葛根不枳椇子示石膏㐅川連弍不滑石示木通不人中黃示如心煩不安加山梔不淡豆豉不惡心欲吐者恐其發㿃加元參刃外用元參中洗面皆背心為妙

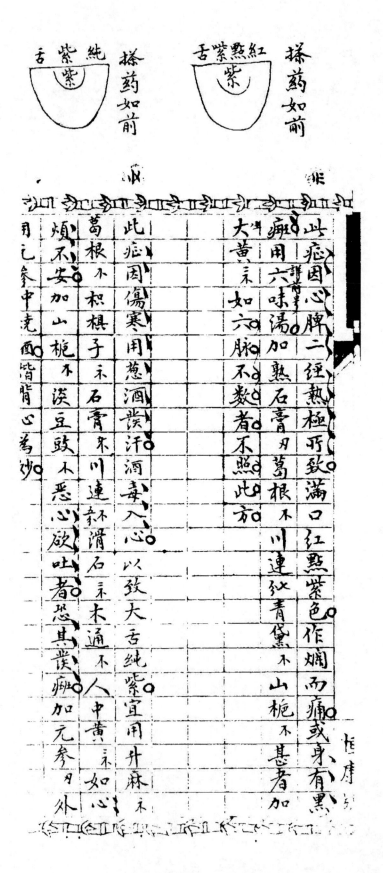

黃焦舌

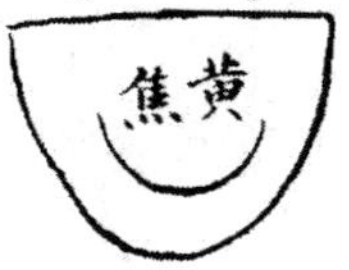

此症因嗜酒太多，遇寒而起。大舌乾黃，用三黃湯加枳椇、生石膏、人中黃。如身發寒熱，用大柴胡湯加羌活、木。如嘔惡心煩，脈象洪大，加生大黃末，佐以牛蒡、赤芍、乾葛之類，無不應驗。

三黃湯 大黃 黃連 黃芩

大柴胡湯方見本门十一號

舌上珠

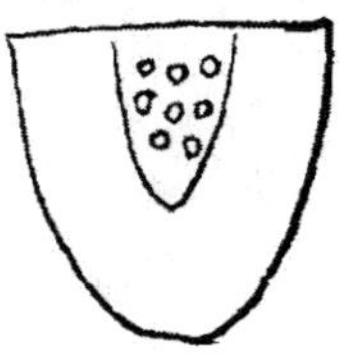

搽金不換藥

此症因心脾積熱，舌生白泡，大小不一，六脈洪大，挑破出血，服三黃湯（方見前[illegible]）加石膏末、河車末、地丁草末，煎服玉樞丹末一服。如六脈遲細者，不可用此方。

玉樞丹 即紫金錠

硃砂 千金霜 毛茹 麝香 文蛤 大戟 雄精

搽金不換葯

舌下珠

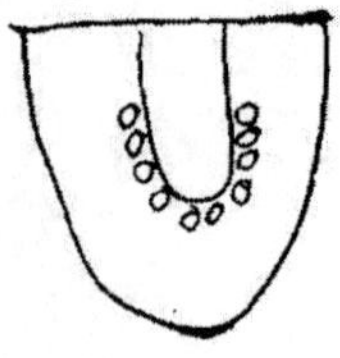

懸旗小舌

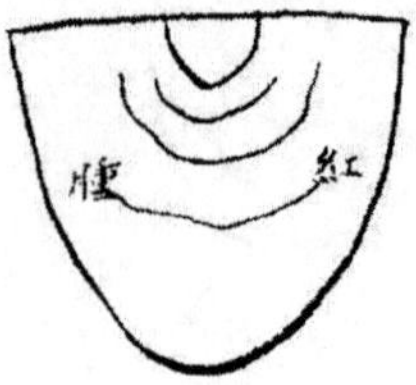

舌下珠因脾腎兩虛。用六味湯（方見本門作骨）加盐水炒元参、生地、知母（盐水炒）、黃柏（炒焦）、木通等分治之。

懸旗風、生於小舌下。垂尖頭变員粗如桂員核大。紅如櫻桃。此因多食厚味。以致胃火鬱盛而發。用六味湯（方見本門作骨）加甘草朩、枳椇子朩、赤芍朩、河車朩，二服可痊。成處出血。吹金不換亦好。胃脈浮洪者是。

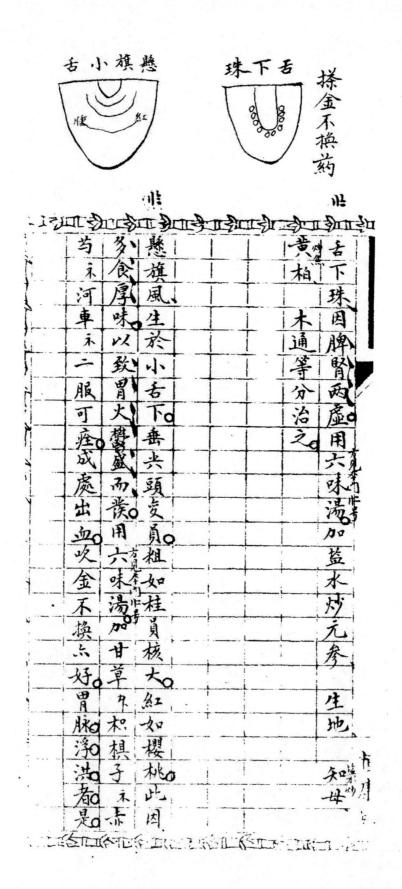

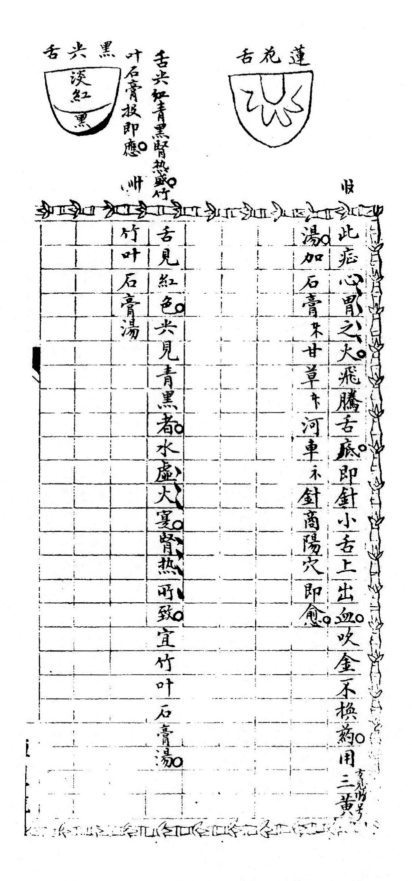

服

蓮花舌

舌尖紅青黑腎热盛○竹叶石膏投即應○

卅

黑尖舌

此症心胃之火○飛騰舌底○即針小舌上出血○吹金不换葯○用三黄（方見前号）湯○加石膏朱甘草卞河車禾針商陽穴即愈○

舌見紅色○尖見青黑者○水虛火寔○腎热所致○宜竹叶石膏湯○

竹叶石膏湯

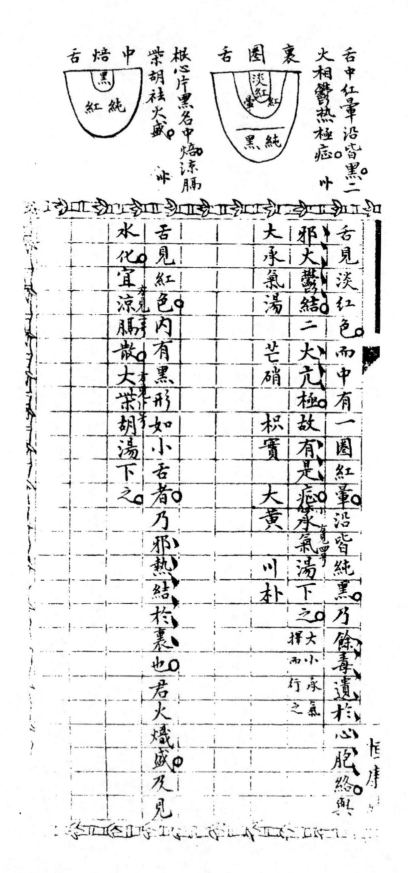

舌中紅暈沿皆黑。二火相鬱熱極癒。卟

裏圈舌

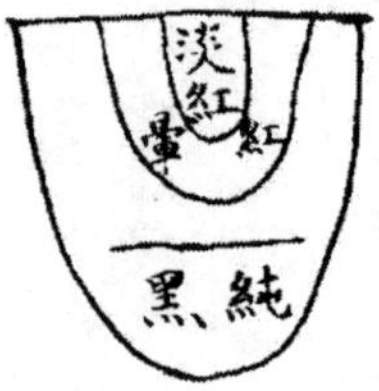

根心片黑名中焙。涼膈柴胡祛火盛。卟

中焙舌

舌見淡紅色。而中有一圈紅暈。沿皆純黑。乃餘毒遺於心胞絡與邪火鬱結。二火亢極。故有是癒。小承氣湯（方見四號）下之。（大小承氣擇而行之）

大承氣湯　芒硝　枳實　大黃　川朴

舌見紅色。內有黑形如小舌者。乃邪熱結於裏也。君火熾盛。反見水化。宜涼膈散（方見[illegible]號）。大柴胡湯（方見[illegible]號）下之。

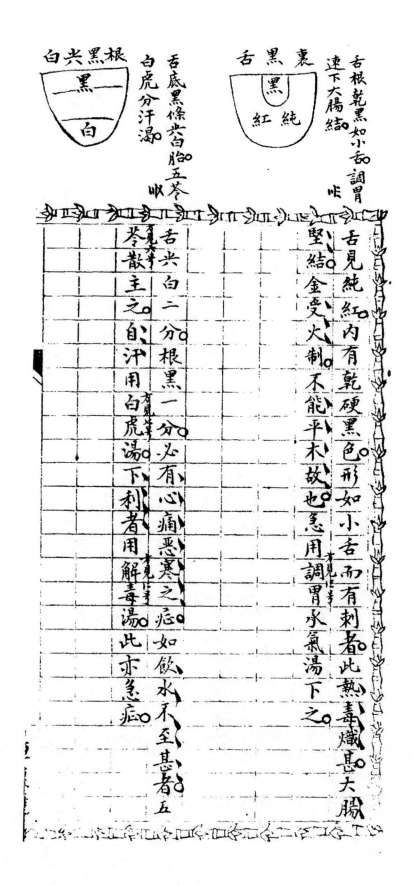

舌根乾黑如小舌。調胃
連下大腸結。
咋

裏黑舌

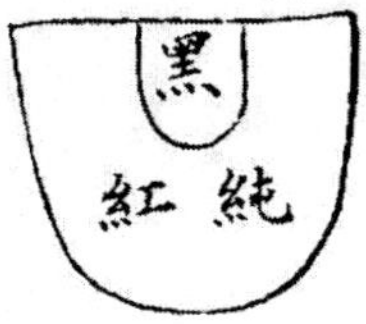

舌底黑條尖白胎。五苓
白虎分汗湯。
收

根黑尖白

舌見純紅內有乾硬黑色。形如小舌而有刺者。此熱毒熾甚。大腸堅結。金受火制。不能平木故也。急用調胃承氣湯（方見上卷）下之。

舌尖白二分。根黑一分。必有心痛惡寒之症。如飲水不至甚者。五苓散（方見大卷）主之。自汗用白虎湯（方見上卷）。下利者用解毒湯（方見上卷）。此亦急症。

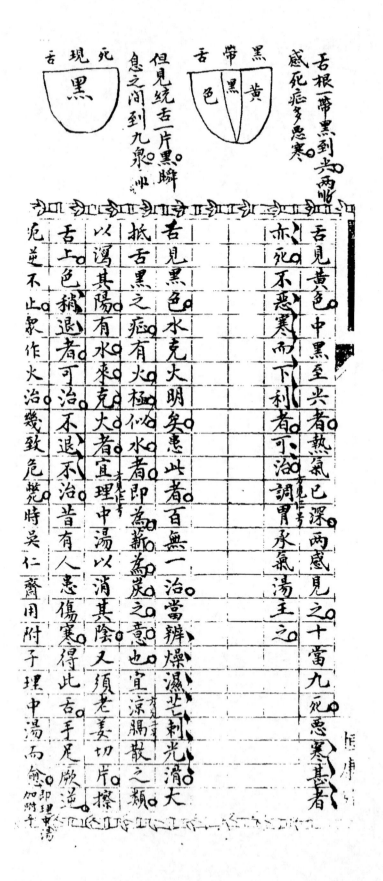

舌根一帶黑到尖。兩脈感死症多惡寒。

黑帶舌

但見統舌一片黑。瞬息之間到九泉。

死現舌

舌見黃色。中黑至尖者。熱氣已深。兩感見之。十當九死。惡寒甚者亦死。不惡寒而下利者。可治。調胃承氣湯主之。

舌見黑色。水克火明矣。患此者。百無一治。當辨燥濕芒刺光滑。大抵舌黑之症。有火極似水者。即為薪為炭之意也。宜涼膈散之類以瀉其陽。有水來克火者。宜理中湯以消其陰。又須老姜切片擦舌上。色稍退者。可治。不退不治。昔有人患傷寒。得此舌。手足厥逆。症逆不止。衆作火治。幾致危殆。時吳仁齋用附子理中湯而愈。即理中湯加附子

初病紅白濕且長宜辛宜散又宜涼日夕黃黑多乾澁短縮促大
瀉下良論脉此是三十六般舌蘇門山人相傳述一方一痞合元機
好與時師詳細說

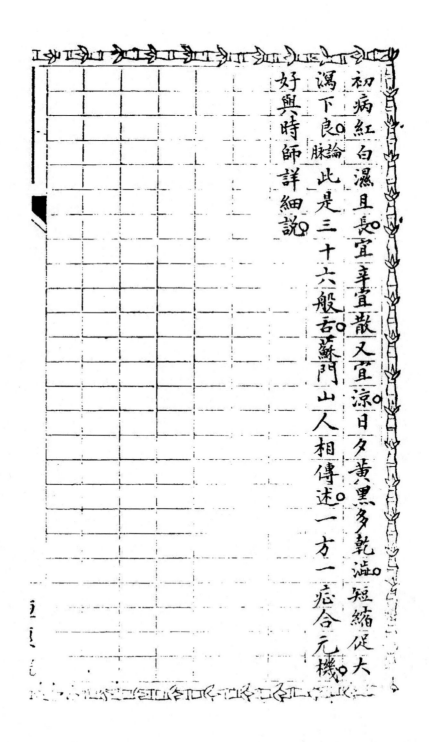

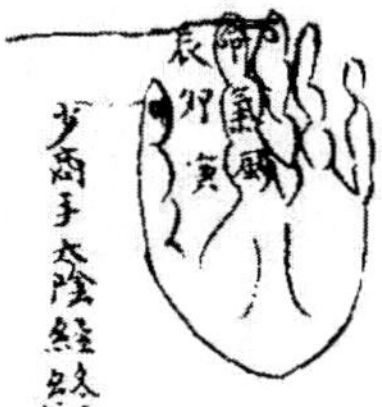

少商手太陰經絡此

指紋切要

小兒自彌月而至於三歲猶未可以診切非無脉可診蓋診之難而虛實不易定也小兒每怯生人初見無不啼哭呼吸先乱神志倉忙而遲數大小已失本來之象矣診之何益不若以指紋之可見者與面色病狀相印證此亦醫中望切兩兼之意也

凡看指紋以我之大拇指側面推兒食指三関切不可覆指而推蓋螺紋有大尅制肺金紋必變色又只可從命関推上風関切不可從風関推出命関此紋愈推出其紋在先原未透出今誤推而出之大損肺氣慎之戒之

三関部位歌部位未可以定輕重安危由古有三関之説姑存之耳

初起風関證未央氣関紋現急須防乍臨命位誠危急射甲通関病勢彰

紋現風関為病邪初入之象證尚輕微体亦未困治之誠易紋現氣関邪氣正盛病已沉重治之宜速倘三関通度紋出命関則邪氣彌漫充塞經絡為至重之候設透関射甲則邪氣無所容高而不能降為亢龍有悔之象治之者宜留心慎勿輕視

浮沉分表裏歌

指紋何故乍然浮邪在皮膚未足愁腠理不通名表症急行疏解

汗之投。此紋與太淵脈相通，凡有外邪，太淵脈浮，此紋亦浮，蓋邪在皮毛腠理之間，故指紋亦顯露於外，謂之表症，急宜疏散，啟其皮毛，開其腠理，使邪隨微汗而解，一劑成功，何嫌而不投哉。

忽爾關紋漸漸沉，已知入裏病方深。莫將風藥輕相試，須向陽明裏證尋。

指紋見沉，知邪入裏，但有淺深之別，若往來寒熱，指紋半沉，尚在陽明胃經，治宜解肌；若外證壯熱不已，指紋極沉，已入於陽明胃府，速宜攻下。庸醫見其身熱，猶以風藥治之，蓋病在內，治其外，非其治也。不特病邪不服，適足以爍其陰血，愈增

其困耳

紅紫辨寒熱歌

身安定見紅黄色紅艷多從寒裏得淡紅隱隱本虛寒莫待深紅化為熱

神氣泰然營衛靜謐定見太和景象蓋黄為中和之氣紅乃文明之色紅黄隱隱景物熙熙豈有不安之理寒邪初入皮毛經絡乍滯所以紋見紅鮮由血滯也無論內寒外寒初病久病一見此紋總是寒證凡人中氣怯則營衛不充紋必淡瑩淡而兼紅虛寒之應至謂深紅化熱其理安在紅本寒因豈能化熱由其寒閉皮毛腠理不通蓋人身內臟之氣時與皮毛之

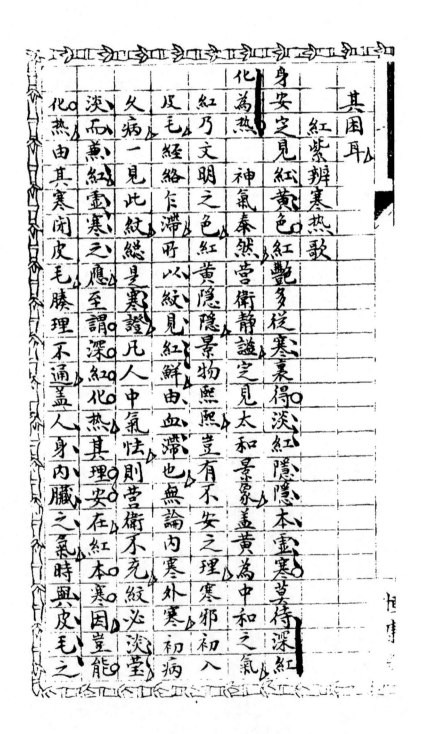

氣相通窒無一息之暫停今寒閉汗孔内出之氣無所洩鬱於皮毛之間漸積漸厚而化為熱皆由内出之氣為熱非外受之寒能變熱也

関紋見紫熱之徵○青色為風古所稱傷食紫青痰氣逆○三関青黑禍難勝○營行脉中衛行脉外熱壅經絡阻其陰營之道所以紋紫紫為熱熾千古定評也少陽甲木其色本青肝胆受邪故現青色此傷風候也夫青者木之色内經有在天為風在地為木之言所以風木同氣肝受風邪紋必現紫色而兼青食傷之候蓋飲食有形之物阻抑中焦壅遏脾氣不能宣布故風木乘其困

而悔之所以痰氣上逆也疏通壅滯令其流利可也倘抑鬱既久脾氣愈不運營衛愈見濇則風痰食熱固結中焦所以青而兼黑此抑鬱之至也急宜攻下庶有生機誤認驚風百無一救

指紋淡淡亦堪驚○
總為先天賦稟輕○
脾胃本虛中氣弱○
須防攻伐損胎嬰○

小兒禀受陽虛肌膚晃白唇舌淡營瑩者指紋四時皆淡雖有病亦只淡紅淡青淡紫而已蓋淡紅虛寒淡青虛風淡紫虛熱此等之兒根本不堅中氣怯弱無論新病久病總歸於虛一毫攻伐不敢輕用倘誤投之覆水難收悔之晚矣

関紋濇滯甚因由○
邪遏陰營衛氣留○
食鬱中焦風熱熾○
不行推蕩

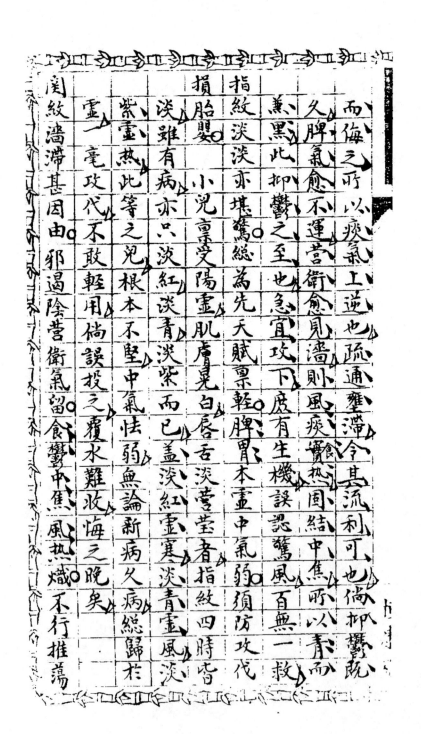

更何求○病邪阻鬱營衛運行遲滯升降羈留所以指紋推之轉濇全無活潑流利之象由飲食風熱相搏是為實症急宜推蕩去其菀莖其愈亦易若三関純黑推之不動死症也不治

紋形主病歌

腹痛紋入掌中心○彎内風寒次第侵○紋向外彎痰食熱○水形脾肺兩傷陰○

掌心胞絡所主紋入掌中邪侵内臟由中氣寒也故為腹痛紋若彎弓内外有别其紋之兩頭彎向中指為内為順症為外感風寒治之猶易其紋彎向大指為外為逆症為内傷飲食治之稍難形如水字脾肺不足食塞太陰中氣怯弱脾不運

化故也。或问指紋維止一線，安能有水字之形？曰：不觀太淵之脉，亦止一線，何以陽維陰維，陽蹻陰蹻，皆左右彈石，豈非水字之形乎？脉有左右，安知紋無左右？但能觸類旁通，無往非理，豈特指紋為然哉？

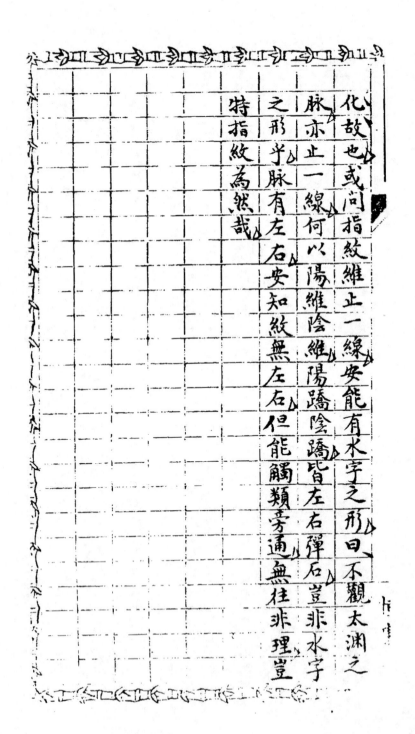

夏禹鑄審小兒顏色苗竅法

內有五臟心肝脾肺腎也。五臟不可望。惟望五臟之苗與竅耳。

舌乃心之苗。紅紫心熱也。腫黑心火極也。淡白虛也。

鼻準與牙牀乃脾之竅。鼻紅燥脾熱也。慘黄脾敗也。牙牀紅腫熱也。破爛胃火也。

唇乃脾之竅。紅紫熱也。淡白虛也。黑者脾將絕也。口右扯肝風也。左扯脾之痰也。

鼻孔肺之竅。乾燥熱也。清流清涕寒也。

耳與齒乃腎之竅。耳鳴氣不和也。耳流膿腎熱也。齒如黃豆腎氣絶也。

目乃肝之竅。直視而睛轉者風也。直視而睛不轉者肝氣將絶也。以目分言之。又屬五臟之竅。黑珠屬肝。純見黄色凶證也。白珠屬肺。色青肝風傷肺也。淡黄色脾有積滯也。老黄色肺受湿也。瞳人屬腎。無光彩。又兼髮黄。腎氣虚也。

目外角屬大腸。破爛肺有風也。

目内角屬小腸。破爛心有热也。

上胞屬脾。腫則脾傷也。下胞屬胃。青色胃有風也。睡而露睛者脾有热也。

小便短黃澁痛，心熱也。清長而利，心虛也。
唇紅而吐，胃熱也。慘白而吐，胃虛也。色平常而吐，作傷胃論。
大腸閉結，肺有火也。肺無熱而便秘，血枯也。脫肛，肺虛也。
口苦，膽火也。聞聲作驚，肝虛也。
面有五色。面紅，病在心，有熱。面青，病在肝，多腹痛。面黃，病在脾，脾傷。面白，病在肺，中寒。面黑，病在腎，黑而無潤色，腎氣敗也。望其色若異於平日，而苗竅之色與面色相符，則臟腑虛實無有不驗矣。

傷寒捷法歌訣

發熱惡寒●身體痛○脉浮無汗●忌生醫○十神湯與香蘇散○有汗傷風用桂枝○

四五日來口舌乾○發熱身痛臥不安○先服人參敗毒散○小柴胡湯在後番○

七八日來熱在內○口渴心煩腹脹滿○小便赤少大便難○大柴胡湯好通利○

發熱口乾大便瀉○小便赤少煩躁結○小柴胡湯兼五苓○加入黃連真一絕○

汗下之後病不解○依然熱渴如見怪○解毒湯兼小柴胡○諸般熱病皆無礙○

彭用光傷寒十禁

一傷寒頭痛身熱○便是陽症○不可服熱藥○傷寒傳三陰三陽○太陰

病頭不痛。身不熱。少陰病。有反熱。而無頭痛。厥陰病。有頭痛而無發熱。故知頭痛發熱。即是陽症。若妄投熱藥。必致死亡。

二傷寒必須直攻毒氣。不可補益。邪氣在經絡中。若隨症早攻之。只三四日痊安。若妄謂先須正氣。逐行補益。使毒氣留熾。多致殺人。

三傷寒不思飲食。不可服溫脾胃藥。如理中湯之類。若陽症服之。致熱氣增重。或至不救。

四傷寒腹痛。亦有熱症。不可輕服溫藥。難經云。痛爲實。故仲景論腹痛。曰痛甚者。加大黃。意可見也。惟身冷厥逆而腹痛者。方是陰症。須消息治之。
五傷寒自利。當看陰陽証。不可例服補藥。止瀉藥。自利惟身不熱。手足温者。屬太陰。身冷四逆者。屬少陰。其餘身熱下利。皆屬陽症。當隨証依仲景法治之。
六胸脇痛。及腹脹滿。不可妄用艾灸。致毒氣隨大而盛。腳脹發喘。惟陰症脉微弱者可灸。
七手足厥冷。當看陰陽。有陰厥。有陽厥。二厥脉皆沉。然陽厥。脉沉而滑數。陰厥脉沉而弱。又陽厥指爪有時温。或有時發熱。陰厥則常冷。此為可別。

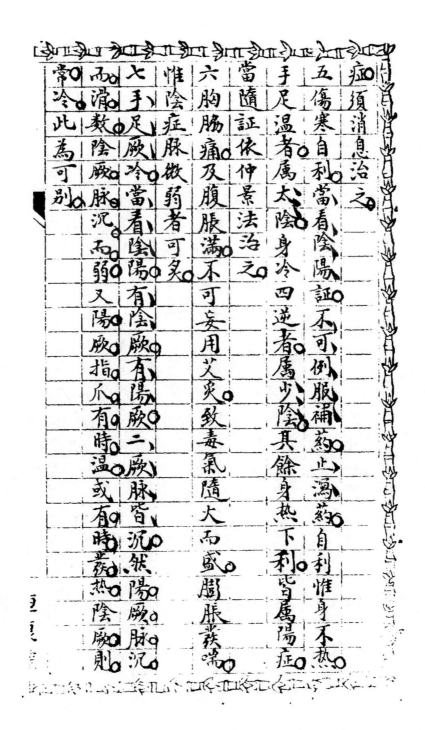

八傷寒已傳裏。即不可發汗。須看表裏。如發熱惡寒。則病在表。正宜發汗。如不惡寒。反惡熱。則病在裏。若一例發汗。則真氣已涸。死可必矣。又在半表半裏。不惟不可汗。亦不可下。宜和解法。

九傷寒飲水。不可恣飲。若過多致生別症。

十病初愈。不可過飽及勞動。或行房。飲酒。致成食復勞復等症。

陶節庵先生看證法

凡看傷寒。先看兩目。或赤或黃。陽毒。六脉洪大有力。燥渴者。輕則三黄石膏湯。重則大承氣湯。黄為疸症。如小水不利。或赤。黑小腹脹滿不痛。渴而大便實。脉來沉實有力者。為湿熱發黄。輕則茵陳五苓散。重則茵陳湯（燥方）。分利小水。清白為愈。
次看舌胎。白色者邪未入府。屬半表半裏証。宜小柴胡（和之）解之。黃胎
者。胃府有邪熱也。宜下之。調胃承氣（攻方）。大燥實。脉沉有力而渴者。方可下
之。胎黑生芒刺者。是腎水尅心火。十有九死。急用大承氣（攻之）下之。無
疑矣。此邪熱已極也。
再以手按其心胸。至小腹。有無痛處。若當心下鞕痛。手不可近。証
見燥渴譫語。大便實。脉來沉實有力。為結胸症。急用大陷胸湯（攻之）。加
枳桔下之。若心胸雖滿悶。而不痛。尚在表。分未入乎府。乃邪氣填
乎胸中。只須小柴胡。枳桔以治其悶。如未效。本方合小陷胸（攻其）一服

如神。若當心下脹滿而不痛者。宜瀉心湯。加枳桔。此治痞滿也。若小腹痛而自利。大便黑。或譫語燥渴。脈沉實者為畜血。用桃仁承氣湯。下盡黑物則愈。若小腹脹滿。不鞕痛。小水不利。乃溺澀也。五苓散。加木通山梔利之。不可太利恐傷津液。若按其小腹。及胸鞕痛。渴而小便短赤。大便實者。有燥屎也。大承氣下之。

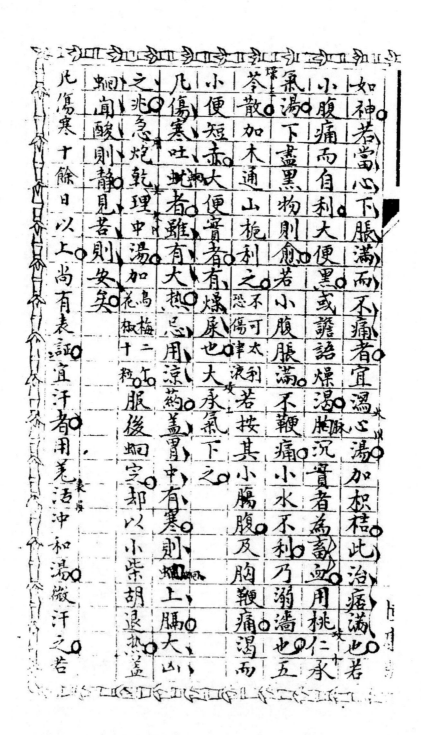

凡傷寒吐蚘者。雖有大熱。忌用涼藥。蓋胃中有寒。則蚘上膈。大凶之兆。急炮乾理中湯。加烏梅二个花椒十粒。服後蛔定。却以小柴胡退熱。蓋蛔聞酸則靜。見苦則安矣。

凡傷寒十餘日以上。尚有表証。宜汗者。用羌活沖和湯。微汗之。若有裏証宜下者○用大柴胡湯（表裏）下之○盖傷寒過経○正氣多虛○恐麻黄承氣太峻○若表○証未○除○而裏○証○又急○不得不下者○亦只○以大柴○胡○通○表○裏○而○治之○又老弱及氣血兩虛之人○有下証者○亦以此法不致傷元氣○若年壯力盛者○不在此例○

凡尺脉弱而無力者○忌汗下○寸脉弱而無力者○忌吐○俱宜小柴胡湯和之○

太陽症頭痛發熱○自汗惡風○脉當緩而反緊○傷風得傷寒脉也○若頭痛發熱○無汗惡寒○脉當緊而反緩○傷寒得傷風脉也○王執中云○冬月有此二証○用九味羌活湯（即冲和湯）○不應仍用桂枝麻黄各半湯○盖穩

於大龍青龍也。

太陽証只宜發汗，不宜利下。亦有不當汗者，如咽乾淋濁鼻衄，當汗而不汗，生黄；發汗過多，成痓，四肢急難屈伸；不當汗而汗，成蓄血。太陽症入膀胱，小便利而赤，蓄血症也，血自下而愈。

戰而汗解者，太陽也。不戰有汗而解者，陽明也。不戰無汗而解者，少陽也。少陽病知可解者，用柴胡後，病早發移於晏，晏移於早氣移於血，血移於氣，是邪無可容之地，知可解也。

太陽服表葯後，風去而湿不去，則必沉困，不可驟解。蓋風高湿下，入於裏也。

太陽病下之，其脉促，不結胸者，此為欲解也。腹滿而時痛者，太陰

也○（桂枝加芍藥湯主之）太實痛者胃也○（桂枝加大黃主之）此謂裏傳表○（已傳戊婦告夫也）

三陰三陽○辨症治法○

太陽無汗○麻黃為最○太陽有汗○桂枝可先○小柴胡為少陽之要領○

大柴胡行陽明之秘堅○三陰則難拘定法○或可温而或可涼○宜數

變以曲全○

表症

傷寒表症是如何○無汗惡寒身熱多○頭項俱痛脉浮緊○麻

黃羗活汗之和○（冬麻黃湯表十神湯　夏羗活表裏沖和湯）

裏症

傷寒裏症心腹疼○不惡寒表裏而惡熱○蒸其脉沉數或自汗○二

便秘少汗下之生○（輕則大柴胡湯　重則三承氣湯　均在攻裏部）

陽症
陽症身熱及頭痛○身重咽乾難臥動○或有譫語及循衣脈
象經洪宜審用○

陰症
身陰症便（身涼）清二便清○病初自汗也頭痛○也無煩渴（躁）也無渴○脈
息沉微自可明○
五積散　四逆湯
理中湯　三建湯

陰毒
手足甲青至節
此症極危
三建湯
灸丹田　氣海　関元　臍

陰症似陽
陰症似陽面赤經○小便清利大便通○渾身微熱沉遲
脈○真武湯佳薑理中○
脈沉遲弱
五積散　附子理中湯　薑附湯

陽症似陰
陽症似（身）陰涼四肢○小便赤少大便稀○心煩口燥脈沉
數○白虎湯兼竹叶奇○
脈沉數有力
竹叶石膏湯　三黄解毒湯
柴胡五苓散

蓄血黄此由脾胃熱甚失於汗下以致之。宜抵當湯桃仁承氣湯

陽黄

發黄澤似橘皮明。小便不利大便行。湿热相蒸名曰疸。茵陳湯共五苓平。

陰黄

頸汗出。四肢沉重如癱。俱用茵陳湯加五苓。兼小柴胡梔子湯

發斑狂

陽毒發斑是如何。梔子大黄黑奴料治。此症難重。紅赤白易。黑斑則胃爛難治。

陽毒五日內可治。五日後難治。方用人參石膏化斑湯　大青四物湯　元參升麻石膏湯

陰經用藥法

太陰脾土。性惡寒湿。非白朮乾姜不能燥湿也。

少陰腎水。性惡燥。非附子不能温潤。

厥陰肝木藏血営經非芍藥甘草不能滋養

截江網論脉

雜病以弦為陽傷寒以弦為陰雜病以弦為弱傷寒以緩為和而

手無脉曰双伏一手無脉曰单伏寸口陽脉中或見沉細者但

無力者為陽中伏陰尺部陰脉或見沉数者為陰中伏陽寸口

数大有力為重陽尺部沉細無力為重陰寸脉浮而有力主寒

邪表實宜汗浮而無加主風邪表虛宜和尺脉沉而有力主陽

邪在裏為實宜下無力主陰邪在裏為虛宜温寸脉弱而無加

切忌發吐尺脉弱而無力切忌汗下来疾去遲名内虛外實去

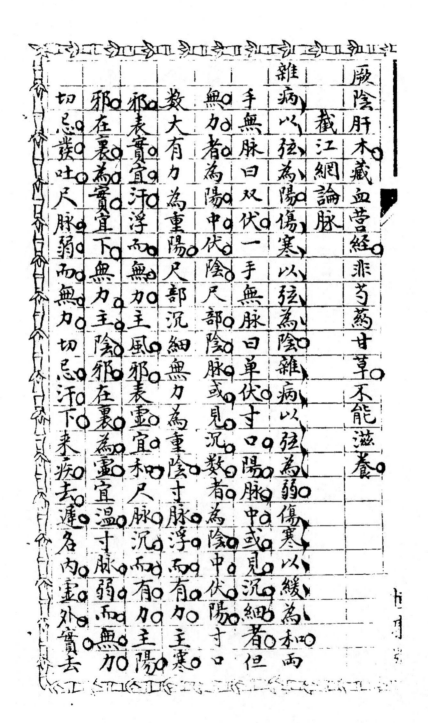

疾○來○遲○名內○實○外○靈○尺寸俱同曰緩○緩者和而生也○汗下○後脉○
靜○者○生○躁亂○者身○熱○者○死○純弦之脉名曰負○負者死○按之解索
曰陰陽離○離者死○陰病○見陽○脉者○生○陽病○見陰○脉○者○死○
左
右○手○脉○俱○緊○急○是夾食傷寒○右手○脉○來○空○靈○左手○緊○盛○是勞碌
傷○食○寒○左手○脉○緊○右手○洪○滑○或寸○脉○沉○伏○身熱○惡寒○隱隱○頭○痛○
喘○嗽○煩○悶○胸脇○痛○是夾痰傷寒○左手○脉○來○緊○濇○右手○沉○數○心胸○
脇○下○小○腹○有○痛○處○是血鬱○
足
太陽膀胱脉起於目內眥○上額從項至後○過神庭玉枕風府○循項
夾脊○由後廉入委中○至小指外側○至陰穴止○

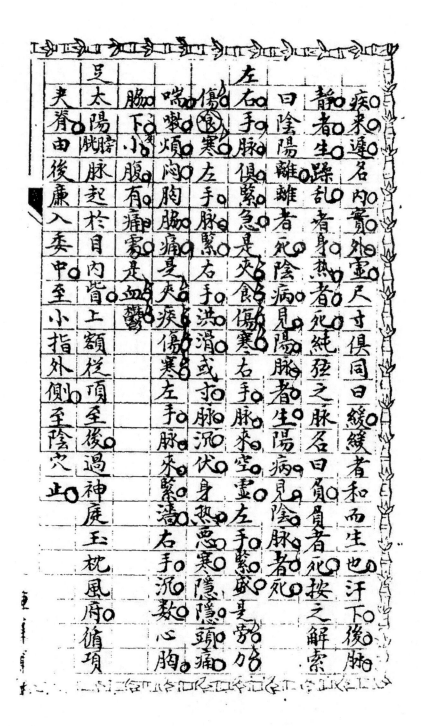

其症頭痛項強○腰脊痛○經曰太陽頭痛○脉浮項脊強而惡寒○嘔逆身痛○或已發熱○或未發熱者○俱宜○發○表○不可○下○下之○表○邪○乘○虛○內○惱○傳變○不○可○勝○數○又不○可○利○（利）小○便○利之○則○引○熱○入○裏○若本○病○煩○熱○小便○不○利○者○乃可○利○之○若小○便○自○利○如○常○則不○可○利也○凡有○汗○不○得○再○發○汗○汗多○不○得○利○小○便○表裏實自汗者○為風傷衛氣○宜實○表○表實無汗者○為寒傷營血○宜發表○診脉輕手按之便得曰浮○脉浮○緊○有○力○為○傷○寒○浮緩○無○力○為○傷○風○

用藥如冬月正傷寒○用升陽發表湯○即麻黃湯加減冬月傷風○用加減桂枝湯○春秋無汗○用羌活沖和湯○發表有汗用加減沖和湯○實

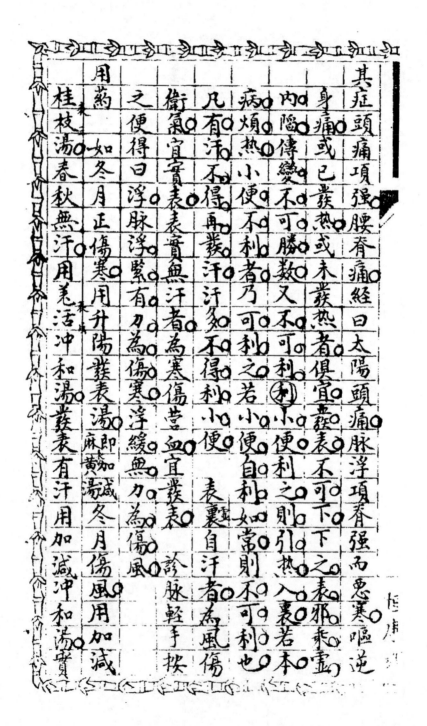

表腹痛。小建中湯。痛甚桂枝加大黃湯。夏月無汗用神朮湯。有
汗用加減冲和湯。即以冲和湯加減
足陽明胃經。起於鼻兩旁。上頭維。從乳中。近外傍而下前廉。梁邱
穴。在膝蓋骨上二寸至大指次指之端。至兌穴止。
其症頭額痛。目痛。鼻乾。不眠。微惡寒。身熱。是陽明本經受病也。已
後潮熱自汗。譫語發渴。大便實者。是胃府標病也。經病宜解肌。
府病宜急下。診脉在皮膚之下。肌肉之間。畧重按得之。脉見微
洪為經病。脉見沉數為府病。
用藥　微惡寒。目眶痛。鼻乾不眠者。用柴葛解肌湯。渴而有汗不

解者。用加減白虎湯。潮熱譫語發渴。甚揚手擲足。發斑發狂。不

惡熱。反怕熱。大便閉結實者。輕則大柴胡。重則三承氣湯。或六一

順氣湯。加減治之。

足少陽胆脉起於目銳。上頭角。絡耳中。過乳外傍。從兩脇由外廉

而下至小指次指之端。至陰穴止。前有陽明。後有太陽。居兩

經之間。所以為半表半裏。經曰尺寸俱弦者。足少陽受病。

其症頭痛目眩口苦。胸滿耳聾脇痛。或心煩喜嘔。或胸中煩悶

而不嘔。或心痛。鞕或寒熱往來。或發熱寅申時甚。或身微熱者。

皆少陽也。此經有三禁。不可汗下利。診脉弦數。

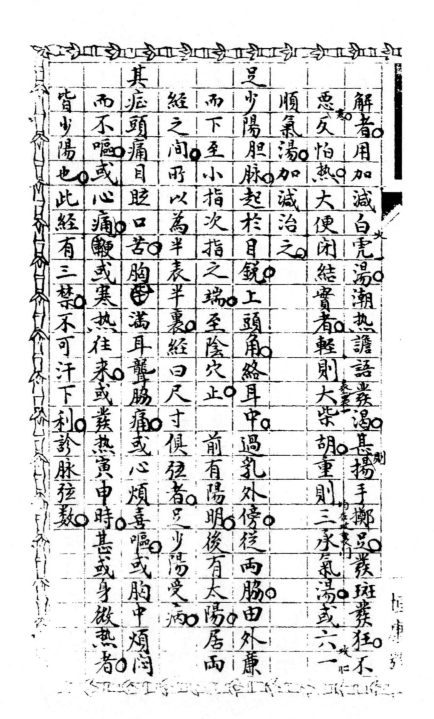

用藥耳聾脇痛寒熱嘔而口苦舌乾者用柴胡双解散即小柴胡湯加減若陽明少陽合病則脉弦而長柴胡湯加葛根芍藥

足太陰脾脉起於足大指由內廉而上踝小腹上乳內傍膻中其別者從乳外近厥陰而上至咽喉下人迎止行身之前若寒邪直中本經者一時便發腹痛或吐或利宜溫之若四日而發腹滿嗌乾者此傳經之邪也宜和之若太陽病下之早因而腹痛者此誤下之而傳也凡治太陰症自利不渴脉沉細手足冷宜溫之若脉浮者可發汗桂枝湯主之若發熱脉數者少陽之邪未解小柴胡湯主之如自利不渴者臟有寒也宜理中湯甚者加附子腹滿吐食不下者

宜中湯治手足冷，脉沉細者，用四逆湯；凡腹滿咽乾發黃者，屬腑熱，或自利
不渴，或嘔吐者，屬臟寒；脉沉而有力，宜下；沉而無力，宜溫。
用藥　腹滿咽乾，手足溫，腹痛者，桂枝大黃湯即桂枝加減；身目黃者，
茵陳大黃湯即茵陳加減；自利不渴，或嘔吐者，加味理中湯；重則回
陽急救湯即四逆加減。
足少陰腎脉起於足心湧泉穴，由內廉而上，在太陽經之後，上行
貫脊，循喉絡舌，散舌下，注心中，行身之前也。若因欲事腎虛者，
寒直中之也。其症一二日，便發寒熱，脉沉，足冷，或惡寒，倦臥，宜
溫散寒。若五六日，發躁，舌乾者，此傳經之熱邪未盡，宜下之。否

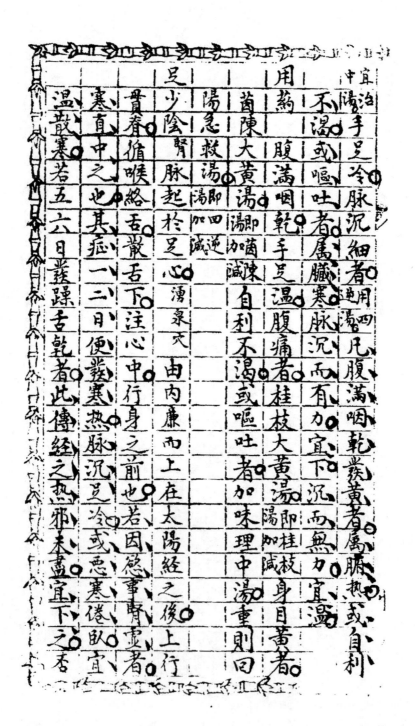

則腎水乾。如脉沉細足冷者。不可下。宜温之。脉沉疾有力者乃
可下之。凡少陰飲水而小便色白者。下部有虛寒。故引自救。
非熱也。宜温之。但脉沉足冷。雖發熱。亦宜温之。不可用寒涼之
藥。
用藥口燥咽乾渴而譫語。大便實。或遶腹鞕痛。或下清水。心下鞕
痛者。俱是邪熱燥屎使然。用承氣湯。六一順氣湯。分輕重加減
用之。若無熱。惡寒厥冷。踡臥不渴。或腹痛嘔吐。瀉利身重。或陰
毒。手指甲唇青。嘔逆絞痛。身如被杖。面如刀刮。戰慄者。俱是
寒邪中裏使然。急用回陽救急湯温之。即四逆湯加減

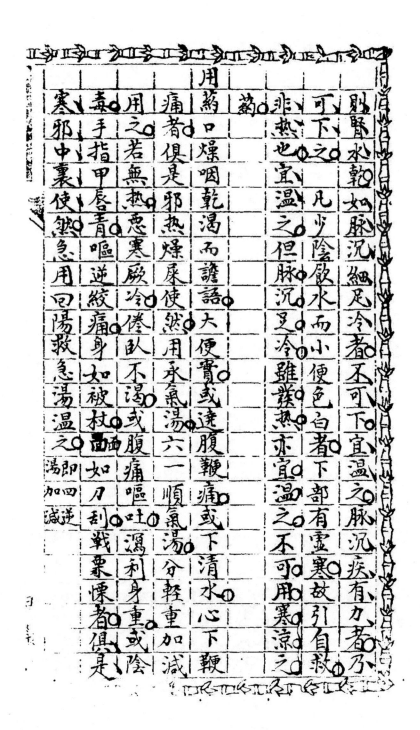

足厥陰肝脉起於足大指上大敦穴由內廉而上環陰器抵小腹循脇肋上口長與督脉會於項行身之前側在太陰經之前

其病若本經不足寒邪直中之一日便發吐利小腹痛寒甚者昏青厥冷囊縮急宜温之若六七日發煩滿囊卷者此傳經熱邪厥深熱亦深也若脉沉疾有力者宜急下之若脉微細者不可下也凡傷寒傳至厥陰則病勢極矣死生在於須臾不可不謹審之大凡煩滿囊卷消渴者屬熱口出涎沫不渴厥冷者屬寒似瘧不嘔便清者可自愈

用藥消渴煩滿舌卷囊縮大便實手足乍冷乍温者急用六一順

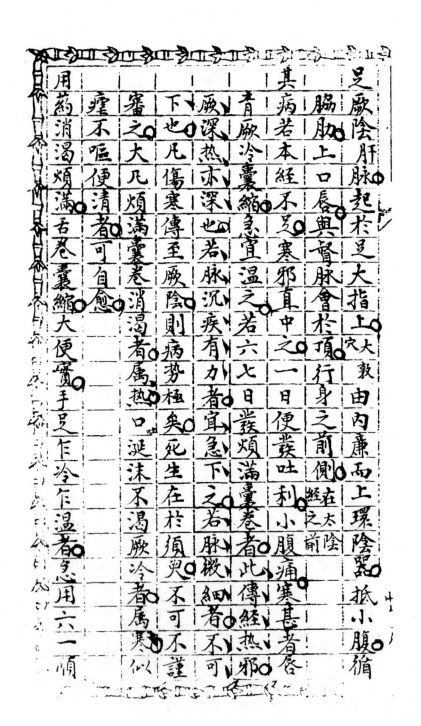

氣湯下之。口吐涎沫。四肢厥冷。過肘膝。不渴。小便腹絞痛。嘔逆者。急用茱萸四逆湯。

望色

昔肥今瘦主痰。大肉不治脫平人消瘦。主脾熱。眼眶黑主有痰。鼻色青主腹中痛。若冷者死。鼻色微黑者。有水氣。鼻色黃。主小便難。色白屬氣虛。赤者屬肺熱。鮮明者有留飲。鼻孔乾燥者。主衄血。鼻色燥如烟煤者。係陽明熱極所致。鼻孔冷滑色黑者。係陰毒冷極所致。鼻流濁涕者。屬風熱。流清涕者。屬肺寒。鼻孔癖脹者。屬肺熱有風。唇口焦紅者吉。焦黑者凶。唇口燥裂者脾熱。舌苔斷紋者難治。

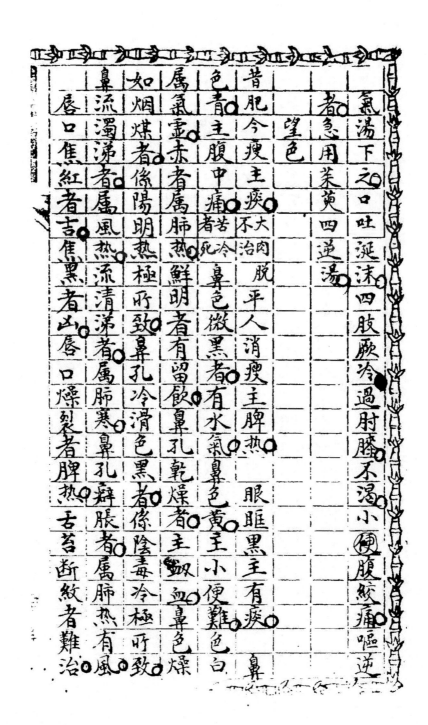

唇青舌捲者死。唇吻色青者死。環口黧黑者死。口張氣直者死。

齒燥無津液者。係陽明熱。齒燥脈虛者。是中暑。 耳色黑枯燥者

腎敗。 目赤唇焦舌黑者屬陽明毒。目熏黃色暗者。屬濕毒。目黃

熏大便黑。小便腹滿痛者。屬蓄血。兩脅黃者。痛欲愈。開目見人者。

屬陽。閉目不欲見人者屬陰。目不了了。睛不和不明白者。此因熱

邪結實在內。

面赤脈弦數者。少陽病。宜小柴胡和解。面赤乃陽氣怫鬱在表汗不出之故宜發汗

面部通赤色。此陽明表症未解。不可攻裏。宜解肌。面唇青。係是陰

寒。傷寒面白爲無神。或汗多。或脫血所致。面白人不宜大汗。病邪

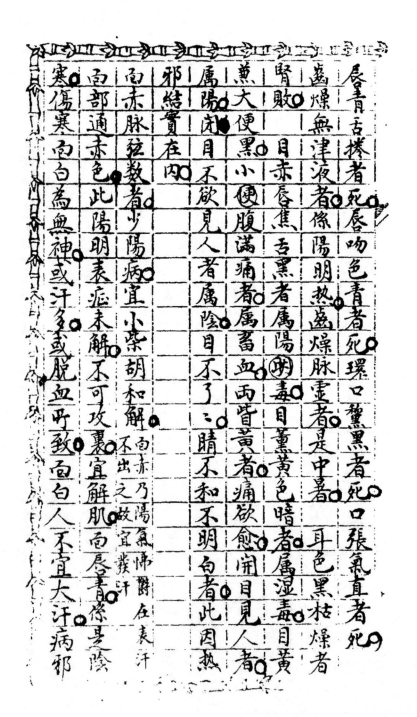

在表○其聲清而响喨○病邪入裏○其聲濁而不亮○病在陽分○其聲前輕後重○病在陰分○其聲前重後輕○

婦人乳頭縮○病在肝經○

左右手脉俱急緊盛○是夾食傷寒○右手脉來空虛○左手脉來緊盛○是勞力傷寒○左手脉來緊盛○右手洪滑○或寸脉沉○身熱惡寒○

隱隱頭痛○喘嗽煩悶○胸脇體痛○是夾痰傷寒○左脉緊濇○右脉沉數○胸脇小痛處○是血鬱○

傷寒不可汗

口燥舌乾者

口苦咽乾者

咽喉痛者

吐血下血者

小便

淋瀝者　大便瀉利者　内傷劳倦者　尺脉微弱者　房劳陰虚者　夢遺泄精者　風湿湿温者　中暑者　瘡漏者

傷寒可吐

胸中懊憹者　喉中有痰聲者　胸滿鬱〻微煩者　中風寒痰涎擁塞者　乾霍乱心痛欲絶者　傷寒三四日邪在胸中者　脉大胸滿多痰者　寸口脉浮滑有力者　寸脉虚者不宜吐

傷寒不可下

六脉虚細者　嘔吐者　腹中時滿時減者　少陽胆病者　腹如雷鳴者　陽明面冷赤色者　咽中閉塞者　血氣兩虚内傷

劳倦者　經水適斷適來者　小便清白者　夾陰面赤者　心下鞭者　脉雖大無力者

妊娠傷寒

若有表証宜汗者。用羌活冲和湯。加柴胡當歸芍藥蘇叶汗之。氣滿喘急。加香附砂仁。去生地。若裏實熱症。大便不通。燥渴者。用酒製大黄下之。有病則病當之。設患直傷寒。脉伏厥冷。用姜桂附子。不必慮也。附姜桂雖热。炒製無害。必加黄連甘草制之。况香墜之

產後傷寒

凡產後不可輕易汗下。其發热有因去血過多。有因悪路不盡。有

三日蒸乳發热。或早起劳動。或飲食停滯。俱有發热悪寒。状類傷寒者。不可便用發表攻裏之劑。

産後悪路不盡。亦有發热悪寒者。必脇肋脹滿。大小腹有塊作痛。

産後飲食停滯。發热頭痛。必有噫氣作酸。悪聞食臭。胸膈飽悶。右関脉緊。用治中湯。加山查神曲砂仁炒川連川芎當歸佐之。若産後蒸乳發热悪寒者。必乳间腫硬疼痛。令揉乳汁通。其热自息。不葯而愈矣。

若果産後不謹。壷中入風者。當以四物湯。加防風荊芥白芷人参香附烏梅殭蚕乾姜。

産後不謹。感冒傷寒發热。悪寒頭痛骨痛。

脉浮緊。表症宜汗者。用四物湯。加羌活蒼朮白朮干姜蘇叶梔子葱白。取微汗。倘自汗去蒼朮蘇叶。

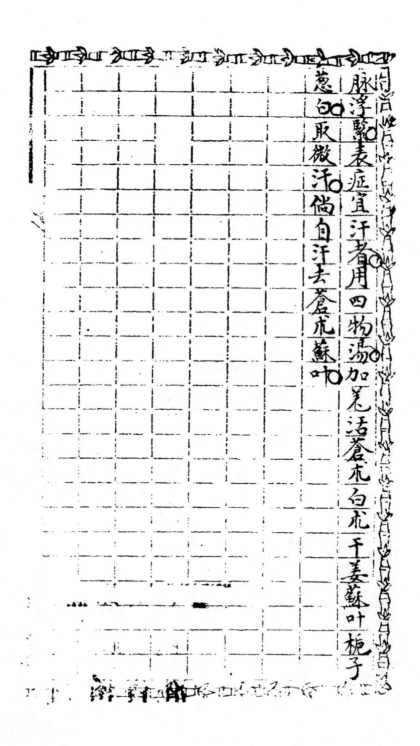

三、本草

藥性八略一卷

〔清〕張峻豫抄録
清抄本

藥性八略一卷

本書爲中醫本草歌括類書籍。張峻豫，字西亭，浙江語溪人，清末醫家。本書將正藥二百零二味、附藥一百二十味等常用中藥，按藥物性味分成大寒凉、辛甘寒、甘平淡、苦甘鹹寒、苦温鹹澀、大熱、辛温香燥、辛温、温補九類，每藥均賦一首七言歌訣。其特色在於以藥物性味分類。

藥性八畧

語溪峻豫手錄

藥性八畧目錄

乙未年杏月抄

大寒涼二十一首

龍膽 附白頭翁

木通

竹瀝 附天竺黃竹茹 荊瀝

常山 附藜芦

芫花 附商陸續隨 牽牛

辛甘寒 五十七首 附三十四味

桔梗

粉沙參 附空沙參

防己

苦參

南星 附胆星

甘遂 附大戟

元參

知母

菊花 附野菊花

紫花地丁 附蒲公英

山慈菰

昆布 附海藻

丹皮

豆豉 附豆卷

石斛 附石葦

海金砂 附蚬膚子

夏枯草

旱休

大薊 附小薊

穿山甲

梔子

黄豆 附綠豆 赤小豆 黑豆

茵陳

澤瀉 附通艸

苦温鹹濇二十一首 附十八味

酸棗仁 附山茱萸
龍骨 附龍齒
側柏葉
藕節 附蓮鬚 蓮子 荷叶
花蕊石 附禹餘糧 赤石脂
芒硝 附玄明粉
浮海石 附青礞石
胡桃 附荔子

金櫻子 附芡寔
牡蠣
秦皮 附樗根皮 石榴皮
石蓮 附地榆
凌霄花 附桃仁
磁石 附代赭石
銀杏

半夏
白芥子 附莱菔子
槟榔
山查
穀芽 附麥芽
使君子 附蕪荑 雷丸
延胡索
蒲黃

鬱金
杏仁
蘓子 苏梗
大腹皮
神麯
京三稜 附蓬莪术
王不留行 附劉寄奴艸
五灵脂

續斷

申姜附[illegible]

肉蓯蓉附鎖陽 淫羊藿 巴戟天 葫蘆巴

溫補九首附三味

混沌皮

人參

黃芪

黃精

破故紙附杜仲

刺蒺藜附沙蒺藜

遠志肉附益智仁

鹿茸

太子參附參葉 黨參 珠兒參

玉竹

甘艸

厚朴
共弍百零弍味　附壹百念味

目錄　八

大寒涼 二十二

大黃

大黃寒苦號將軍。脾胃心胞肝臟羣。能下有形堅積物。
應歸血分故勞君。

石膏

辛味甘寒是石膏。堪行脾胃及三焦。解肌達汗兼法熱。
能發陽明斑毒苗。

犀角

犀角香鹹大苦寒。祛風清胃瀉心肝。辟邪解毒醫時疾。佐得升麻斑疹安。

羚羊角

羚羊角味苦鹹寒。瀉火清心與肺肝。明目祛風舒筋骨。熱狂驚驗疹斑安。

人中黄　人中白

人中黄味正甘涼。入胃清痰解熱狂。若說鹹涼人中白。消痰降火肺家嘗。

黃連　胡黃連

黃連大苦又大寒。能瀉心脾實大燃。燥濕醫瘡、兼熱痢。胡黃連是小兒專。

牛黃　熊胆

凉心解熱用牛黃。治中風痰入臟剛。熊胆苦寒能瀉熱。平肝明目療驚狂。

山豆根

大苦寒如山豆根。瀉心保肺大來刑。止疼消腫兼除熱。

一切咽喉齒痛寧。

射干

散血除痰是射干，消心老血肺脾肝。治他咽痛兼喉痺。瀉火應知味苦寒。

大青

性味苦寒是大青，毒淫心胃是其能。能醫热痢兼喉痺。丹毒陽狂班毒清。

青黛　青鹽

鹹寒青黛瀉肝前。散鬱火從中下焦。當列青鹽同氣味。
堅筋除痛腎經饒。

蘆薈　苦楝

蘆薈原來大苦寒。功專清熱又涼肝。胃閑苦楝茴香使。
濕熱膀胱疝氣痊。

龍膽草　白頭翁

苦寒龍膽膽肝十。更治膀胱濕熱攻。瀉熱苦寒醫毒痢。
陽明血分白頭翁。

三

防已

苦寒防已太陽行。膀裡能通下二經。主治下焦歸血分。
諸風水濕一齊寧。

木通

寒苦輕虛號木通。通行心與小腸中。能清濕熱心腸火。
又治咽喉共耳聾。

苦參

大苦寒涼是苦參。專醫風熱腎家行。消癰解毒兼瘡癘。

熱痢腸風與滑精○

竹瀝　天竹黄　竹茹　荊瀝

甘寒竹瀝治虚痰○天竹涼心又鎮肝○若使竹茹入肺胃○

實痰荊瀝是靈丹○

南星　膽星

南星辛苦治風痰○性烈攻伏有能○製成膽星稱妙法○

驚癇噤口盡宜餐○

常山　藜蘆

辛苦常山去老痰○稱他截瘧最靈丹○藜蘆引吐辛寒苦○
治得風癇透頂間○

甘遂 大戟

甘遂苦寒大戟同○諸般水濕盡能攻○憑他十二經中水○
積聚都教一決通○

芫花 商陸 牽牛 續隨

芫花商陸苦寒同○行水堪教一劑攻○辛熱牽牛能破氣○
續隨破血芫商功○

辛甘寒 五十六

桔梗

桔梗苦辛肺裡投。宣通氣血利咽喉。散寒瀉火功非小。
引藥皆從上部浮。

元參

苦寒鹹味是元參。退熱除蒸走肺經。斑毒咽疼兼心腎。
更醫瘰癧最神靈。

粉沙參 空沙參

甘寒清肺粉沙參○補氣生津通下行○若是空沙同氣味○
瘡疹咳嗽服之平○

知母

試嘗知母苦辛寒○瀉得無根腎火炎○消汗骨蒸消渴嗽○
水金氣藥更安胎○

貝母

要知貝母味甘辛○清火消痰心肺親○散結熱瘡兼痰咯○
肺家氣分藥中珍○

桑白皮

辛味甘寒桑白皮。消痰止嗽肺家推。又能下氣清瘀血。
或恐寒涼蜜炙宜。

地骨皮

地骨甘寒入肺中。腎肝虛熱奏奇功。骨蒸有汗青蒿佐。
涼血還堪逐表風。

瓜蔞

肺家要藥用瓜蔞。甘苦寒從肺裡投。蕩滌胸中痰鬱熱。

生津止渴利咽喉

薄荷

清涼辛散薄荷功發汗搜風肝肺通能治頭痛兼耳目

咽喉口齒痛堪醫

馬兜鈴　馬勃　浮萍

辛寒輕体馬兜鈴降氣行痰象肺形若扎咽喉須馬勃

辛寒發汗用浮萍

白前　白微

辛甘瀉肺白前充降氣行痰止嗽功瀉血白劍寒苦藥

陽明衝任自能通

柴胡　銀柴胡

苦寒發表有柴胡退熱升陽肝胆和若是銀柴胡主治

五疳勞熱骨蒸多

前胡

前胡辛苦是其能下氣兼行肝胆經實熱風痰俱可治

安胎消食效如神

七

升麻

宣陽辛苦是升麻，專入陽明脾肺家。發散疹斑解百毒。能驅腸胃受風邪。

黄芩

漂淡黄芩味苦寒。中焦溼熱太陰炎。柔皮佐使應歸肺。白术隨他可養胎。

青蒿

苦寒清[illegible]暑用青蒿。肝胆經中血分收。盜汗堪除兼瀉

熱虛煩瘧癎骨蒸勞○

連翹

前說連翹形似心○苦寒升散火邪刑○排膿止痛兼消腫○

氣血通行十二經○

牛蒡子

鼠粘大力即牛蒡○辛苦寒能瀉熱嘗○清利咽喉宣肺氣○

經行十二更醫瘡○

花粉

八

酸甘花粉熱痰嘗。微苦微寒胃不傷。潤燥通經行水氣。
排膿消腫并醫瘡。

銀花

銀花解毒味甘平。養血搜風瘡毒清。根葉一般無慮已。
中和妙品效非輕。

菊花　野菊花

菊花甘苦耐經霜。肺腎心肝風熱藏。宣散頭眩兼目赤。
更聞野菊治疔瘡。

夏枯草

夏枯草苦性微寒。瘰癧瘿瘤與乳岩。目疼血涼清內熱。
熬膏不礙胃經寬。

紫花地丁　蒲公英

地丁滋味苦寒辛。專治癰疽發背疔。若是黃花同氣味。
乳癰結核惡瘡形。

早休

早休七葉一枝花。金綫重樓即是他。性味苦寒能解毒。

凡

癰疽疔毒效彌加○

山慈菰

甘寒辛味號慈菰結散熱清性氣和○瘰癧疔瘡兼解毒○

蛇虫狂犬醋調塗○

大薊　小薊

味苦甘涼大小薊腸癰吐衄盡能醫○破瘀退熱兼涼血○

清得癰瘡腫毒宜○

昆布　海菜

昆布鹹寒海藻同。軟堅瀉熱治癭瘤。功專瘰癧兼痰飲
積聚癥瘕病休鬆。

穿山甲

鹹寒有毒穿山甲。行散通經病所行。消腫排膿兼止痛。
癰疽未潰最多情。

丹皮

辛寒瀉火牡丹皮。肝腎心包心裡隨。無汗骨蒸兼吐血。
通經涼血下胞宜。

梔子

苦寒梔子体輕飄。心肺三焦火自消。并治心煩憂悶病。崩淋血症五黃條。

豆豉　豆卷

豆豉苦寒潤燥通。除煩發汗肺家功。甘平豆卷能消水。熱積瘀凝在胃中。

黃豆　綠豆　赤小豆　黑豆

甘平黃豆主寬中。綠豆清凉解毒功。赤小甘酸行水濕。

甘寒黑豆腎家充

石斛　石葦

甘鹹石斛微寒性○退熱安神胃氣清○若論石葦寒苦味○
通淋利濕肺家行○

茵陳草

苦寒發汗有茵陳○溼熱膀胱脾胃循○黄疸用兹為主藥○
陰黄須補不宜親○

海金砂　地膚子

上

甘寒淡滲海金砂　血分膀胱濕熱邪　若是地膚寒苦藥
通淋兼治惡瘡家

澤瀉　通艸

嘗來澤瀉味鹹寒　瀉得膀胱濕熱災　退熱行經通草用
五淋水腫病俱痊

車前子

車前子味屬甘寒　清熱消風入肺肝　更治五淋兼暑濕
催生服此定無難

與

滑石　益元散

淡寒滑石益元兼平○下入膀胱上肺經○利水通淋兼瀉痢○

滑怡消暑效彌神○

瞿麥　扁蓄

瞿麥苦寒扁蓄平○降心火與小腸經○通淋利竅功専下○破

血還醫腫毒形○

琥珀

琥珀甘平血分行○散瘀定魄又安神○上行心肺肝三部○

七

下達膀胱利水循○

黄柏　槐角　槐花

苦寒黄柏性沉陰○濕熱膀胱相火刑○槐角槐花疎風熱○

凉肝胆與大腸經○

白茅　紫艸

甘寒凉血白茅根○瀉火消痰脾肺行○紫草鹹寒歸血分○

大凉血走厥陰經○

秋石　童便

鹹寒秋石潤三焦。降火滋陰童便高。并治失音兼吐血
遺精白濁骨蒸勞。

益母草

益母草與茺蔚子辛苦微寒入厥陰。行血去瘀兼解毒。
調經胎產及崩淋。

桑寄生

甘苦微寒桑寄生。利關活絡又通經。補筋骨與驅風濕。
一切風淫用有靈。

冬葵子、葶藶子

滑腸利竅冬葵子。營衛能通水腫消。若是苦寒葶藶子。除痰行水下三焦。

白鮮皮

性燥苦寒白鮮皮。祛風能入胃和脾。通關利竅兼行水。產後風兮瘡疥宜。

蕤仁　女貞

甘平治目蕤仁霜。清熱消風醫膜瘴。若是女貞肝腎藥。

補陰退火酒蒸良○

密蒙花　桑葉

甘寒潤燥密蒙花○明目祛翳最足誇○桑葉甘涼明目用○
祛風潤燥代烹茶○

穀精草　木賊　草決明　決明子

穀精木賊味甘平○寒苦除風草決明○能退目翳兼内障○
決明子共治青盲○

石決明

明目鹹涼石決明。能驅風熱入肝陰。青盲內障均堪治。
勞熱骨蒸與五淋。

夜明砂　石蟹　土燕　石燕

翳障辛寒用夜明。鹹寒石蟹治青盲。甘溫土燕興陽氣。
石燕甘涼內障清。

蟬蛻

甘寒蟬蛻氣清虛。風熱堪除痘疹宜。堪退目翳療産難。
失音兼治夜兒啼。

卷柏

辛平卷柏萬年松。生刺通經破血功。炙用辛溫能止血。
脫肛淋結與腸風。

蘆根　竹葉　枇杷　燈心

蘆根降火味甘寒。竹葉涼心風熱干。清肺消痰枇杷葉。
燈心心肺火能安。

梨柿

梨性甘寒止欬嘗。涼心潤肺失音康。曾聞柿屬甘寒味。

丨九

潤肺清痰又滑腸。

甘平淡 六首

茯苓 茯神

茯苓淡滲味甘平○行水寧心益土地○若使茯神同氣味○養神益智又安魂○

茯苓皮 赤茯苓 土茯苓

茯苓皮治水湯湯○赤茯苓歸心小腸○暑濕堪教從下解○

甘平土茯但醫瘡○

豬苓

十六

草

猪苓甘淡入膀胱。却與茯苓功較長。痞脹堪醫行水濕。
濁淋瘧痢盡教嘗。

萆薢

甘平萆薢味何饒。肝胃之中固下焦。驅逐膀胱留宿水。
風寒濕病等閑消。

米仁　扁豆

甘淡微寒薏苡仁。能驅水濕肺脾經。甘平扁豆和脾胃。
專主下宮暑濕停。

山藥

山藥甘平補肺脾○濇精固氣健忘醫○白花百合甘平味○
潤肺寧心止嗽宜○

七

苦甘鹹寒七首

丹參

曾識丹參味苦寒。養陰益氣更安胎。去瘀行血心家藥。
一味功同四物裁。

西洋參　北沙參

苦寒氣薄號洋參。止渴生津入肺經。氣味相同清肺火。
補陰還賴北沙參。

生地黃　鮮生地

十八

性味甘寒生地黄。心肝脾腎四經當。補陰凉血安胎産。
若是鮮鮮較大凉。

天門冬　麥門冬

天門冬味却甘寒。肺腎經虚一服安。若説麥冬心肺藥。
火刑金病盡能痊。

龜板　鱉甲

至陰龜板鹹寒性。益智通心補腎經。鱉甲入肝醫瘧母。
骨蒸勞熱效殊靈。

阿膠　黃明膠

阿膠止血味甘平。清肺養肝補腎經。陳久為良蛤粉炒。
黃明膠亦補陰靈。

燕窩

燕窩甘淡性和平。止嗽消痰養肺陰。癆瘵稱他為聖藥。
肺家虛損急相尋。

十九

苦温鹹澀二十一首

白芍　赤芍

白芍營水味苦酸○肝脾血分藥中材○瀉肝補血斂陰氣○

赤芍清瘀散劑裁○

烏梅

澀腸斂肺用烏梅○酸澀而溫血分備○吐逆血崩嗽痢久○

安蚘止渴有生津○

牛膝

二十

牛膝苦溫通下行。調和肝腎最關情。散瘀行血須生用。
蒸熟强筋壯骨評。

木瓜

酸濇而溫號木瓜。和脾理胃伐肝邪。轉筋霍亂調營衛。
脚氣兼施瀉痢家。

訶子

性溫酸濇推訶子。瀉氣消痰斂肺真。治得經年嗽痢久。
開音止渴又生津。

五味子　玄精石

五味嘗來五味全○水金酸歛液津旋○玄精石是鹹寒性○

瀉熱補陰效獨先○

酸棗仁　山茱萸

炒熟棗仁能鎮心○醒脾兼補胆肝經○山茱萸性溫酸澁○

補腎温肝又益陰○

金櫻子　芡寔

酸澁金櫻子固腸○澁精之藥最稱良○補脾芡寔甘平性○

水。陸。仙。膏。合與嘗。

龍骨　龍齒

嘗來龍骨濇甘平。能入心肝與腎經。斂濇安魂龍齒似。
驚癇癲疾盡安寧。

牡蠣

鹹寒牡蠣兼酸濇。補水軟堅又濇腸。入腎行肝歸血分。遺
精崩帶惟伊長。

側柏葉

側柏原來濇且寒。腸風尿血用宜先。能驅濕熱諸風患。
血分之中仔細看。

秦皮　樗根皮　石榴皮

秦皮濇性苦寒知。目疾脾家帶痢持。寒苦樗根入血分。
濇腸收斂石榴皮。

藕節　蓮鬚　蓮子　荷葉

甘寒藕節散瘀靈。若用蓮鬚定濇精。蓮子補心脾腎并。
苦平荷葉少陽清。

二上

石蓮　地榆

曾道苦寒是石蓮。澀淋噤口痢安然。地榆酸澀微寒性。吐衄崩中血痢痊。

花蕊石　禹餘粮　赤石脂

酸平花蕊下胞胎。專治肝經血分災。酸澀甘溫重固濇。餘糧赤石共相參。

凌霄花　桃仁

凌霄破血甘酸味。善入厥陰血分經。同入是經甘苦味。

去瘀潤燥羨桃仁

芒硝　玄明粉

鹹寒辛苦是芒硝蕩滌三焦血分饒製就玄明功略緩

胃中實熱等閑消

磁石　代赭石

嘗來磁石味辛鹹明目還聲腎臟災若使代赭小叶敢

苦寒血分入心肝

浮海石　青礞石

二十二

海石鹹寒入肺經○消痰止嗽又通淋○青礞有毒甘鹹味○
下氣平肝痰癖尋○

銀杏

銀杏濇甘白菓名○生堪能降濁痰清○熟能益氣兼溫肺○
治得哮痰喘嗽平○

胡桃　荔子

濇皮熱肉是胡桃治痰強陰入下焦○若使荔枝溫濇味○
核醫癩疝力偏饒○

大熱四首

肉桂

肉桂腎肝血分長。辛甘大熱氣純陽。沉寒痼冷皆堪治。扶土平肝用最良。

附子

大熱辛甘附子詳。走而不守壯元陽。通行十二經中病。濕氣風寒用最良。

吳茱萸

二十四

苦辛大熱吳茱萸。宣散風寒濕痢醫。降氣疎肝兼解鬱。
能開腠裡下行宜。

乾薑　姜皮　煨薑　炮姜

寒邪表散用乾薑。止嘔生姜皮。性涼。若使煨薑和營衛。
炮姜止血又回陽。

辛温香燥二十二

白蔻仁　草蔻仁

辛熱流行白蔻仁。三焦脾胃藉伊温。辛温草蔻香能散。
燥濕驅寒胃痛寧。

草菓

辛温草菓善除痰。足太陰寒是妙丹。知母陽明堪勝熱。
常山截瘧佐何難。

肉菓

二五

肉菓辛溫氣味香。理脾煖胃効彌良。除痰消食溫中氣。
瀉痢虛寒濇大腸。

良姜　石菖蒲　姜黃

散寒煖胃羨良姜。辛熱堪教冷痛當。辛苦菖蒲開竅
藥。血中之氣用薑黃。

沉香

沉香調氣味辛溫。能降能升煖命門。堪治心疼兼毒痢。
肌膚水腫盡除根。

丁香　烏藥

辛溫煖胃用丁香。兼治奔豚且壯陽。烏藥上行脾肺部。
下行氣分入膀胱。

木香

辛苦而溫是木香。三焦氣分用皆良。能舒脾肺肝家氣。
瀉痢安胎嘔逆康。

柏子仁

柏子仁辛香氣宜。甯神養血透心脾。只緣性潤滋肝腎。

二十六

即有驚癎總可醫。

白朮　蒼朮

白朮甘溫苦味嘗。健脾燥濕惟伊長。苦溫辛烈名蒼朮。
燥濕强脾升胃陽。

白芷

辛溫白芷氣芳香。入肺經與胃大腸。發表祛風兼燥濕。
排膿活血更醫瘡。

辛荑

辛溫宣散是辛夷
氣分之中肺胃宜
患生上焦頭腦部
鼻淵鼻塞奏功奇

甘松　山奈

甘松山奈氣芳香
理氣醒脾腹痛將
畢竟辛溫嫌燥烈
恐其伐胃莫多嘗

乳香　沒藥

乳香沒藥總辛溫
香竄能通十二經
定痛散瘀須沒藥
舒筋活血乳香靈

二十七

艾葉

熟熱生溫艾葉陳，逐寒濕氣走三陰。調經開鬱安胎產。

更煖子宮崩帶痊。

澤蘭

甘苦辛溫香澤蘭，利關通竅入脾肝。去瘀消水兼行血。

更治癰痛產後安。

香附

嘗來香附味辛溫，調氣通行十二經。能利三焦開六鬱。

崩中帶下用皆宵。

香薷

清暑香薷主藥材。辛温退熱肺家諳。炎天解表稱良品。霍亂轉筋陰暑如。

陳皮　橘紅

辛温苦燥廣陳皮。理氣調中入肺脾。止嗽消痰通五臟。橘紅發表散寒宜。

枳殼　枳實

二十八

枳殼苦酸枳實同，疾行痞脹氣能攻，寬腸利膈兼消滯，
倒壁衝墻有異功。

青皮

青皮破氣苦辛溫，引藥皆歸足厥陰，散痞消痰兼久瘧，
下焦肝氣用皆靈。

大茴　小茴

大茴香味最辛溫，寒疝堪施補命門，若使小茴同主治，
能更能開胃治奔豚。

蓽撥

蓽撥嘗來燥熱辛。胃寒浮熱散陽明。腸鳴水瀉兼陰疝。
頭痛牙疼各有情。

辛温五十五

威靈仙 鉤藤

靈仙風藥味辛温。十二經中善走行。不比鈎藤寒苦品。平肝風熱小兒驚。

藁本

藁本辛温氣味雄。能搜頭腦太陽風。下行又可驅寒濕。腫痛陰寒在腹中。

明天麻 蔓荊子

二十

天麻氣分走肝經。宣散風邪又定驚。若說蔓荊行上部。搜風通竅味辛平。

荊芥

荊芥辛溫號假蘇。肝經氣血共相呼。升浮發汗驅風濕。頭目咽喉痛可圖。

防風

防風發表上焦扶。風藥之中是卒徒。搜得辛溫瀉肺實。肺虛有汗莫相呼。

秦艽

苦辛宣散是秦艽，活絡舒筋肝胆豪。養血搜風兼利水，
更醫黄疸骨蒸勞。

紫蘇

辛温香氣紫蘇嘉，發汗寬中脾肺家。和血祛風兼止痛，
更能下氣散寒邪。

獨活　羌活

獨活辛温入少陰，細辛同治伏風侵。太陽羌活遊風去。

三五

表裏須將二活尋○

細辛　麻黄

細辛燥烈味辛温○治得風寒入少陰○不比麻黄專發表○

傷寒邪入太陽求○

川烏　草烏

風用川烏性畧浮○頑痰攻毒草烏頭○辛温大燥非凡物○

遇此教君莫浪投○

海桐皮　五茄皮

苦平血分海桐皮○風濕能從經絡追○若說五加辛又苦
下焦風濕逐膚肌○

豨薟草　土連翹

生寒熟熱豨薟草○堪治纏綿風濕困○若土連翹溫苦藥○
治風寒濕可相親○

晚蠶砂

溫甘辛味晚蠶砂○燥濕驅風最足誇○善治皮膚肢節痛○
爛弦風眼病俱除○

三十二

虎骨 鹿角

嘗來虎骨味辛溫○健骨追風定痛強○鹿角鹹溫生散熱○
兩般同治兕邪侵○

桂枝

氣薄辛溫是桂枝○太陽經與太陰司○調和營衛通經脈○
能使邪從汗孔馳○

葛根

散火解肌表葛根○辛甘發散在陽明○生津止渴醫頭痛○

瀉痢腸風虽有情。

藿香

藿香辛味性微温。快氣和中入太陰。吐瀉心疼兼霍亂。并除脾肺有邪侵。

鬱金

鬱金辛苦性輕揚。功走肝心胞肺良。去於調經兼解鬱。心犾下氣血堪凉。

半夏

二十三

半夏辛溫燥濕痰。健脾和胃最靈用。通陰陽氣兼開結。

欲發聲音煩渴餐。

杏仁

有毒甘溫苦杏仁。解肌潤燥肺能清。行痰降氣風寒散。

利膈舒胸氣下行。

白芥子　萊菔子

白芥辛溫入肺經。皮中膜外受痰侵。能隨蘇子行痰氣。

萊菔子消痰熱〻弄。

蘇子　蘇梗

消痰止嗽紫蘇子。降氣溫中較葉雄。蘇梗安胎兼順氣。虛寒用此有奇功。

檳榔

辛溫行水用檳榔。調氣還須佐木香。破脹攻堅療瘧痢。黄芩枳殼取寬腸。

大腹皮

行水辛溫大腹皮。寬中下氣用無疑。治他霍亂兼時疫。

水腫能消脚氣隨。

山査

酸甘温性足，山査肉積消磨脾胃誇。兼治產娘兒枕痛。兒曹痘疹用無差。

神麯

神麯辛温象六神。造來妙法用須陳。化痰消食猶開胃。赤白青蒼蓼杏仁。

穀芽　麥芽

竝

下氣消痰用穀蘗。健脾開胃妙無涯。麥芽消積兼消食

味竝甘溫入胃家。

京三稜　蓬莪朮

血中氣藥號三稜。消積除痰味苦平。若是蓬莪溫苦味。

氣中血藥入肝經。

使君子　蕪荑　雷丸

殺虫消積使君子。味性甘溫益小兒。辛苦蕪荑同主治。

雷丸寒苦大腸持。

王不留行　劉寄奴草

王不留行味苦平。陽明衝任血中行。苦溫劉寄奴須使。破血通經止血兵。

延胡索

延胡索味苦辛溫。足厥陰兮手太陰。調理諸疼行氣血。癥瘕堪治及崩淋。

五靈脂

甘溫味厚五靈脂。專入肝經血分持。并治諸家心腹痛。

散瘀止血熱生施。

蒲黄

蒲黄行血善通經。性滑甘平入厥陰。炒黑澁而能止血。治他精泄血崩淋。

紅花

紅花甘苦味辛溫。專入肝家破血伝。潤燥通經兼活血。腹中胎死必須尋。

茜草

三十六

酸鹹茜草氣微○溫色赤應知定入營○行血消瘀兼止血○

通經導滯徹澄清○

旋覆花　紫菀

旋覆消痰下氣傳○苦辛入肺大腸經○辛溫紫菀同施治○

喉痺能開肺熱寧○

款冬花

止嗽消痰羨款冬○辛溫潤肺最從容○虛居喘咳皆堪治○

肺痿喉痺與肺癰○

百部

百部苦温善殺虫。肺家寒嗽潤能通。骨蒸痨積傳尸患。不比天冬熱嗽功。

殭蚕

辛鹹氣薄白殭蚕。肝肺風痰相火炎。還治咽喉風頂瘡。驚癇瘰癧病俱痊。

全蝎

毒如全蝎味辛甘。口眼喎邪總屬肝。治却驚癇兼搐搦。

三十九

厥陰風木盡能痊○

蒼耳子

苦甘蒼耳性温輕○發汗消風頂上行○外達皮膚瘡疥癬○
下行足膝有奇勲○

皂角刺

有毒辛温皂角針癰疽未潰用如神○佐他脾托穿山甲○
直達瘡疥病所親○

當歸

當歸溫性味甘辛○專入心肝脾臟、經○此乃血中之要藥○陰虛血少用皆靈○

川芎

辛溫理血有芎窮○肝胆心胞引藥通○頭目上行下血、海○調經止痛人搜風○

熟地

生地蒸成熟地溫○封填骨髓補真陰○聰明耳目烏鬚髮○并治勞傷氣血沉○

沉

三八

何首烏

堅腎苦溫何首烏，補肝腎氣血調和，斂陰收濇強陽事，瘟痢瘧瘡疾病可瘥。

枸杞子　旱蓮草

苦甘枸杞性微溫，補腎滋肝更養營，若是旱蓮鹹補腎，涼能止血黑鬚并。

菟絲子

研炒菟絲酒浸蒸，甘溫堪補足三陰，填精益氣勞傷治。

固衛調元上品欽○

狗脊 覆盆

金毛狗脊苦甘溫○補腎搜風寒濕行○溫苦覆盆肝腎藥○

能教縮便人強精○

破故紙 杜仲

破故紙名補骨脂○辛溫堪把命門治○甘溫杜仲行於氣○

腰膝痠疼共可施○

續斷

三十九

辛苦微温續斷功。補肝腎更治腸風。能通血脉强筋骨。
腰痛勞傷煖子宮。

刺蒺藜　沙蒺藜

瀉肺疏肝刺蒺藜。辛温通乳墮胎劑。固精補腎須沙苑。
明目强陰腰痛宜。

申薑　三七

苦温補腎用申薑。久瀉牙疼共折傷。甘苦微温三七是。
散瘀定痛更稱强。

遠志肉　益智仁

嘗來遠志肉辛溫。利竅能通心腎行。益智強精兼補腎。故教耳目自聰明。

肉蓯蓉　鎖陽　淫羊藿　巴戟天　大茴香

蓯蓉溫性鎖陽同。補腎淫羊巴戟充。皆治虛寒風濕患。兩茴共入命門中。

罕

溫補 九首

混沌皮

甘鹹溫性紫河車。氣血生成補足診。尋治五勞兼七損。

酒蒸焙燥用表。

鹿茸

大補甘溫鹹鹿茸。添精補髓最神通。強陽健骨生陰血。

一切虛寒用有功。

人參

四

參味甘溫補力雄。茯苓佐入肺脾中。能扶元氣陽和性
一切虛勞可奏功。

太子參　參葉　黨參　珠兒參

補味同參太子名。苦寒參葉反無情。補中益氣珍防黨
降火珠兒補肺明。

黃芪

甘溫滋味嫩黃芪。佐茯苓堪入肺脾。炙可補中生固表。
氣虛斂汗托瘡宜。

玉竹

嘗來玉竹味甘平，益氣補中可代參，止嗽除痰為聖藥，肺家虛損必須尋。

黃精

甘平平補用黃精，益氣補中精髓滋，風濕能除安五臟，延年卻病保長生。

甘草

甘草甘平國老稱，調和諸藥入肺脾經，炙[illegible][illegible]補[illegible][illegible]

瀉。升降能通表裏虛。

厚朴

辛温厚朴屬陽明。苦降引行足太陰。塞滿能消兼濕熱。陽明冲入治何平。

岳氏秘傳一卷

不著撰者

清光緒二十三年（一八九七）抄本

岳氏秘傳一卷

本書爲中醫本草類醫著。不著撰者。此書將藥物按宣、通、補、瀉、輕、重、滑、澀、燥、濕等門歸類，每門下羅列各藥的歸經、性味、常用劑量、功效及常用配伍，間有治驗秘方。末附常用方十餘首。此書分類法沿襲『十劑』之說，又增加了藥物具體的作用方法及配伍，使研讀者能够『即類選物』，便於臨證學用。從書名可以推知，本書所選所編之本草藥味係經過岳氏家傳應用校驗者，因此更具實用價值。

歲次丁酉一陽月抄　指南氏閱

岳氏秘傳

岳氏秘傳

宣通補瀉輕重滑澁燥濕表裡
滲渴寒熱虛實望聞問切念二字
點識心通隨方應手能作活運環

宣劑

桔梗 火木 肺心胃 寒

為開提和解之品

苦渴劑肺經氣分藥
為藥舟楫載引上行入肺

白附補肝治白朮去風濕
胃大腸祛風濕治獨活桂心
治產後中風三痺必用之藥
少陰經表藥其功發表和裡退
熱升陽外感生用下汗欬者蜜水
炒內傷升氣酒炒
治枝梗治痰熱咳嗽黃濁稠
降痰下氣要藥
治蔥白通小便因月治滲濕桑木
治風濕治婦骨蒸石膏餅治婦
之子藏風冷
治細辛治頭陽伏風頭痛

天麻 肝 平 木 木 祛風
秦艽 胃大腸肝膽 平 木 木 三木 泄散疏利
柴胡 肝膽心胞三焦 平 作手 表散
前胡 肺三焦脾胃大腸肝膀胱 微寒 木 一木 解散
防風 肝大腸三焦 溫 木 一木 表發疏散
獨活 腎溫 去皮 木 一木 少陰引經入氣分藥 搜風祛濕

膀胱小腸乃經風藥、治杏歸核利、
勞傷骨節痠疼、
同川楝子治疝厥心痛治四肢、治小
兒盤腸痛酒炒行血醋炒止血痛
破血炒用調血
同桔梗能下氣同白芷消便癰
肺家氣分藥

羌活 膀胱肝腎小腸 去皮 木辛一名獨搖草
發表搜風勝濕

延胡索 肝脾肺腎心胞 濕 木平 行諸氣血滯結之痛
利氣活血止痛

川象貝母 心肺 平 木寒 去心糯米拌
散結泄熱潤肺清火

認菴曰貝母寒潤主肺燥痰 半夏溫
燥主脾濕痰凡風寒濕熱諸痰貝母
非所宜也宜用半夏

心家引經 腎家本藥

細辛 心 少陰 辛味 溫 去頭切 散風洩熱

張子和曰：治頭疼，太陽則羌活，少陰則細辛，陽明則白芷，厥陰則川芎、吳萸，少陽則柴胡，用之不可差。細辛氣附俱緩攻，入少陰，與獨活相類。

以豬膽治黃汗，以枇杷叶治冷呃。

白茆根 心脾胃 甘寒 涼 除熱清於血 清火治血

治婦人血閉無子白帶
藥療產後頭痛

川芎 肝心胞肥 溫
作催生用三錢 少陽引經藥
補血潤燥 行氣搜風
東垣曰頭痛必用川芎各加引經
本藥

以上俱子兔絲子療陽痿以
烏梅治產後泄脫
以木瓜治霍亂之轉筋中牙上甚
以白芷療風濕可作面脂
能拯腰以上貝皮蔞治乳
癰

蛇床子 命門三焦 溫 二經氣分藥
一二錢 煎湯洗
燥風祛濕

蒼朮 脾先 溫 足太陽風藥
一二錢
專祛風寒濕邪

白芷 肝胃大腸 溫
一錢 正陽明引經本藥
散風發汗
除濕通竅

治腹間滯寒冷氣以致積
速以檳榔治下焦氣滯
以茯苓治胃家之噫之氣胃
家要藥

以明礬治失志癲狂以甘草
之臍治瘟毒之心
以山梔能降肺火以茯苓能交
心腎以厚朴治痞脹以艾煖子宮
以紫蘇安胎順氣 氣之滯者通名
蘇鶴丹

木香 三焦 一錢 三焦氣藥 行氣

高良薑 脾胃大溫 一錢 壁土炒 溫中兼散寒之劑

白豆蔻 脾胃大溫 肺經本藥 一錢 研 溫煖脾胃 行氣

縮砂仁 肝腎脾胃大腸心胞溫 一錢 遇結滯 行氣調中

玉金 心肺肝胃 寒 一錢 兼瀉劑 行氣 解鬱涼血破瘀

香附 肝肺三焦 微寒 生醋鹽童便製炒佳 能引血藥至氣分而生血也 通行十二經 肝三焦血分藥 調氣開鬱

藿香 辛甘 肺脾胃 溫 脾胃吐逆要藥 清上治中
同滑石治暑月瀉泄

蘭草 即佩蘭 辛 肺胃 平 功專清肺開胃治消渴 獨津液凝滯有餘之聊 消痰治惡 發散鬱結

荊芥 辛苦 肝膽胃 溫 並輕 刷肺經血分藥 炒穗 發表祛風 理血
同石膏治風熱頭痛 同甘草洗爛瘡神效 風在膜理皮膚者荊芥主之 若防風能入骨肉也

薄荷 辛 心肺 溫涼 專風熱上攻要藥 疏散風熱
同花粉清上化痰

紫蘇 辛 心肺胃 溫 乃辛入氣分 紫入血分 發表散寒
同廣皮砂仁行氣安胎 同蔥薑
厚朴治寒濕脚氣

菊花 甘苦 心肝膽胃肺脾大小腸 平 專制風木 祛風明目
同枸杞子便能下行悅腎

豨薟草 肝腎 苦辛 生寒熟温 祛風除湿

款冬花 肺 甘辛 温 淨花揀梗 潤肺瀉熱止嗽

治嗽要藥寒熱虛實皆可施用

功著行水治諸瘧

常山 肺心肝 苦辛 苗名蜀漆 寒 酒製或醋奇 吐痰截瘧

生姜治經年寒嗽

百部 肺 苦 寒 潤肺殺虫

同砂仁砂糖治骨鯁 酒木瓜

治腰脚諸痛

威靈仙 膀胱 苦辛 温 痛風要藥 行氣祛風

河間謂暴熱乳熱火痛乳寒

白生地烏髭髮白阿膠側
柏療婦人衄血

茜草 心肝胃心胞寒 不木 涼血止血

涼其病之血則已傷之血故俗方治經

水不通以重兩益酒服之神妙

白甘草治病疫白紫草
發疹斑

鉤藤 肝心胞寒 甘寒 息風靜火

除心熱平肝風而能定驚止搐

治射干山梔療咽腫毒
氣攻喘

絡石 心肝腎膽胃 微寒 苦平 涼血退熱
功專舒筋活絡凡病入筋絡拘攣
不易伸屈者服之無不獲效屢試屢
驗不可忽也

白蘞旁主參治濕毒
散癧

馬勃 肺平 辛 解熱
宣劑 下

以南星半夏黃柏牡蠣治鼻淵下如白膿

辛夷　辛　肺胃　溫　能助胃中清陽上行通于頭腦巔頂　辛香走竄

檀香　辛　肺腎胃　溫　理氣要藥　開胃

用沉香治胸腹冷氣白蔻
以青皮良薑治五積切痛

烏藥　辛　胃腎肺　溫　順氣止痛

以枳殼合脂滑易產治其
崇血治心氣疼痛

乳香　苦辛　心脾肝　溫　一名薰陸香　活血伸筋

赤白痢腹痛不止者和入乳香末立效

以虎骨治歷節風痛

沒藥　苦　肝　平　散血消瘀定痛　生肌

以猪心血令心經痘毒
宜發於表

乳香治血沒藥散血皆止痛消瘇生
肌故二藥每每相兼並用
龍腦香即冰片 肺心脾經 能走骨髓 散火通竅散
茯神木即可三云 肝 平 一名黃松節 平木
沈金鼇曰搦肝風內煽發厥不省人事
余每用茯神木治之無不神效蓋此症

雖虐肝而肉痛則必落於心之右為之不寧故致發厥茯神治心而中挽之木又虐肝以木治木則風定風定則心寧而厥自止也

海桐皮 脾胃 平 苦辛 去風殺虫專行血分 祛風逐溼

皂莢 肺大腸 溫 蜜炙絞汁 鹹 通達上下關竅 通竅搜風

檉柳 辛 平 即西河柳 心肺胃 開發升散

散風除溼
消積殺虫
蕪荑 脾胃辛 入平 兼澀劑
士瀛曰嗜酒之人血入于酒為酒鱉多
氣人血入於氣為氣鱉虛勞人敗血雜
痰為血鱉如虫之行上侵人咽下蝕人肛
或附脅背或引胸腹惟用蕪荑炒兼煖
胃理氣益氣之藥乃可殺之

白地骨皮治虛勞 同丹皮
芍歸治婦人血風
白皂角蒺藜治皮膚不仁

五加皮 肝腎溫 苦辛 兼補劑 **祛風濕壯筋骨**

蔓荊子 肝膀胱胃 苦辛 去蒂白膜 微寒之 **搜風涼血**

紫荊皮 肝 平 苦 肝心胞血分藥 **勝熱消結破血**

密蒙花 肝 平 苦 辛 菜 兼入本經氣分血 **平潤**

川椒 脾肺心胞溫 辛熱 兼燥劑 **散寒逐濕補火**

椒目 脾膀胱 辛 二下 苦寒之 **利水積水**

凡服藥嘔吐者必有蚘至噃上下加川椒十粒自不吐 蚘見椒則伏也

穀芽 脾胃 温 甘平 健脾開胃

酒 行十二經 熱 和中消食

宣散開通

秫米 肺 微寒 甘 宣暢

豉 脾胃 苦平 寒 炒則不吐 能除煩

白葱烊白湯治風白蒜
治痢白鹽則化炒則止汗

麥芽 脾胃 温 甘平 健土化積

沈金鰲曰麥芽能墮胎胎婦勿用

白麦芽治胃虚不饑白蒼朮
能壮脾進飲食白吳萸治
暴泄不止

葱同蜜食殺人

嘔吐翻胃聖藥

陳神麯　脾胃　溫　三錢　消導
紅麯　脾胃大腸　溫　一錢　破血消食
葱白　肺肝胃　平　五枚九枚　寸許　解散
白芥子　肺　溫　一錢　利氣豁痰發汗　散寒除腫止痛
能搜剔内外痰胸膈寒痰冷涎壅塞
生薑　肺心脾胃　微溫　三片　五片　發散

以良姜治脾寒瘧疾以
錫糖治肺冷咳嗽以甘草
治中虛受寒

乾薑 心肺胃腎大腸 大熱 辛 不 炮淡 除寒散結 四湯通脈

炮薑 胃 辛 不 溫中建 止而不移

蓽茇 脾胃肺大腸 平 辛熱

胡荽 肺脾心 微溫 辟一切不正之氣 透疹

橘核 肝 苦平 瓦上焙研 治下部

能治腎膀胱因寒所生之病

白丁香、人參治反胃噎膈
明礬、藕節根治瘀痛噎膈

枇杷葉 脾胃 平 三斤五兩 去毛 下氣

荔枝核 肝腎 溫 六錢 散寒祛濕

橄欖 肺胃 溫 三枚四枚 清解

甜瓜蒂 肺脾胃 溫 涌吐

銅青 肝膽 平 少銅綠 專祛風痰

治肝膽之病必金勝木之義也

蓬砂 肺 涼 即硼砂 能去垢膩 生津去痰 泄熱

秋露水 肺 平 潤澤

陰陽水 三焦 調和陰陽

白鴿 腎肝 平 調精益氣

五靈脂 肝 溫 不言 洗淨酒炒 行血止痛

沈金鰲曰：按五靈脂專於散瘀行血

大有奇效令人委想有一婦人自縊半夜其家救之雖甦次日遍身青紫黑色血已瘀結之故也氣息奄奄不能言語飲食不下衆醫袖手莫可如何余用生五靈脂研細酒飛淨五錢用當歸紅花香附子各煎湯半盞調服五靈

臨卧令其仰卧時飲以米湯一二半日

凡骨孔中必圓上角差試其許大小二孔血漿及一桶然後急進調補
膠已假將鐵簽刺膠豆大
粒火上燒爛淬入冷常有血氣血藥敷而愈
絲一條直射水底此為正

內没藥治歷節癱風以腦
髓已流利以亂髮搓生下胎
完骨 腎肝 微熱
磨沖 炳云 耳
開竅利竅

淨肉桂消痃癖諸積血塊攻
燒酒為末淬酒服產婦血
麝臍香、脾通十二經 溫
、即麝香肉產骨外揪度
肝胃大腸 微寒
囊子難產立效

穿山甲 炒、或豬油炒黃便土灰研

土鼈

蛇蛻 肝 平 下 亍下 走竄

白花蛇 肺肝 溫有毒 酒炙研 祛風除濕

烏鰂骨 肝腎 微溫 一寸 二寸 炙黃用 通經祛寒濕

肝經血分第一品海螵蛸同生地治血淋同干姜治血痢同鹿茸阿膠治崩中帶下

淡菜 肝腎 溫 益陰

露蜂房 胃 平 祛風殺虫

同白馬治癥瘕同冰片硼砂牙硝治諸喉風

白殭蠶 肺肝三焦 平 作 每 祛風化痰

蝎 肝 平 有毒 一枚去足尾良 驅風逐邪

蜈蚣 肝 溫 有毒 去根足頭酒炒炙 去風散結

通劑

木通 心腎膀胱小腸 平 作下為尋 為通利

通草 肺胃 平 下乳 利水退熱 同琥珀茯苓瀉火利水

白鮮皮 脾胃膀胱小腸 寒 不去根 袪風除濕 諸黃風痹要藥

澤蘭　苦辛　肝脾　微溫　行血消水

藥頌曰治婦人方中最爲急用澤蘭

子主婦人之十六疾千金方承澤丸用之

與當歸能通經治婦人治產後水腫

香薷　甘辛　心脾胃　微溫　用葉良　清暑利濕

與厚朴治傷暑寒熱症得白朮治暑濕水腫

澤瀉　甘辛　腎膀胱　寒　與鹽炒微炒　滲淩利濕

與白朮治支飲與厚朴治濕風

菖蒲　辛苦溫　心脾溫　開通

與犀角生地連翹治熱邪入絡神昏

沈金鰲曰菖蒲治噤口痢屢用之

屢效真良法也特表出之

同山梔療熱黄 同附子治陰黄 同車前治目眼濕熱痛

茵陳蒿 膀胱 微寒

苦 辛 去根与八角叶

泄濕去疸 能除脾胃濕熱濕鬱結

同炒黑山查一治產後惡露不行 胎前益補經要藥 產後要藥

益母草 肝 心包 寒

辛 苦

活血生新

紅花 肝 溫

辛 甘 多用破血 少用養血

行血

大小薊 肝 溫

涼血消腫

小薊　肝經　益血除熱

地膚子　腎膀胱寒　甘苦　加苦治虛熱　利水滌滲

瞿麥　小腸心寒　苦辛　利水破血
同山梔甘草蔥白燈芯治溺血

治淋必須之藥　降心火利小腸

王不留行　肝胃耳　走血分通血脈　水洗焙乾　陽明衝任之藥　行血
同川山甲治婦人乳少

車前子　腎肝膀胱寒　甘寒　行水瀉熱
同牛膝騐肝之性導引利水
同兎絲子升清降濁

以鴉子沙治偏枯神效以貝母下死胎以其歸通月事

刺蒺藜 肝 溫 去年去刺炒 平散肝風

沙蒺藜性溫補今列入補劑中而名與此相混

以臘茶治小便不通以滑石治膏淋好細以丘木牽牛治脾溼腫滿

海金沙 小腸膀胱 寒 甘平 其味淡 通利小腸 除二經血分濕熱

專治十二經水氣以大黃療女子血閉

甘遂 脾胃腎 寒 行水

直達水氣結處以攻決為用甘遂乃泄

水之聖藥能行經遂水濕

芫花 肺脾腎 溫 醋炒 毒 去水飲痰癖 為行水之品

同杜仲治腰脚痹軟同石菖蒲益智仁治白濁頻數

萆薢 脾胃腎 平 甘 苦 祛風濕理下焦

厥陰主筋屬風陽明主肌肉屬濕萆薢能去風濕

同金銀花苦參治楊梅結毒

土茯苓 胃大腸 平 甘 淡 除濕清熱

中藥□□文
麻夫糕山楂吳灰
兩味共研細末，將蟾蜍
草打汁為丸，每早夜
服三丸，蟾蜍草煎湯送
下，一料全愈。此秘傳妙法也

時珍曰：楊梅瘡有數種，治之則一。其
證多屬厥陰、陽明，而兼他經。邪之所
在，則先發出，如兼少陰、太陰，則發於咽
喉；如兼少陽、太陽，則先發於耳蓋，相
火寄於厥陰，肌肉屬於陽明故也。醫
用輕粉劫去痰涎，瘡口乾愈，然毒竄

經絡筋骨血液枯筋失所養變為
掣攣癱痛厥疾土茯苓能解輕粉毒
同上兩為君苡仁銀花防己木通白鮮皮各參
皂角子少氣虛加人參七分血虛加當歸五分
名搜風解毒湯治未服輕粉痛深者月餘
淺者半月即愈已服輕粉筋骨攣痛癱

瘓者亦效一日三服忌菜牛羊鵝鴨魚肉燒

酒湯麵房勞蓋秘方也

漢
木 防己 膀胱 寒 療風水要藥
苦辛 酒洗焙 太陽經主藥 祛風行水

漢治水
木治風

豬苓 腎膀胱 甘淡陽 平 滲利竅
苦辛 能除濕利小便 行水

白豬麻失治小兒淋閉

茯苓 心脾胃肺腎 平
甘辛 乳汁炒利水生 補利兼優

白半夏治停飲痰須人參

赤茯苓主破結氣茯苓皮主水腫膚

雜小氣

治黑魯荳治瘧疾神昏
治射干治小便淋閉
治桑皮去濕腫
治大黃橘皮青蔥治水
腫喘急便澁

脏通水道消腫裡
琥珀 心肝小腸 平 下示 合柏子仁煮用 行水散瘀安神
赤小荳 心小腸 平 十粒廿粒 行水散血
水氣腳氣最爲急用
大荳黃卷 胃 平 三年 除濕去積
常能除胃積熱

同麻黄杏仁治風濕風痹
同郁李仁治水腫喘急

薏苡仁 肺肝脾胃大腸 甘淡 微寒 除濕行水

韭菜 心肝腎 溫濇 温中行氣

流水 脾胃大小腸 平 通達

更揚白逆流水乃洄瀾之水其性逆而倒上故用為藥吐痰飲之劑

䗪虫 肝 寒 三枚 傷家最要

同桃仁大黄治產婦乾血腹痛同乳香沒藥龍骨自然銅能去傷接骨

補劑

人參 走肺通行十二經 微涼 三下三才 熟用溫 大益元陽

古方皆用以主正氣誠爲上品
以羊肉補形
得麥冬清肺熱得糯米
補脾陰

南北參 肺脾胃 微寒 三年丹 補五臟之陰

元素曰人參得升麻補上焦之元氣

得茯苓補下焦之元氣肺[illegible]

參肺熱者用沙參

生瀉熟補陰 桔梗清肺

當歸活血白朮補氣

能抵內結之功白芍柔之益母

清產後瘀血發熱

生甘草 肝肺通行十二經 平 調和

炙 示木 外科丹

生黃芪 肺大腸 微溫 實表

熟 蜜炙 甘 三 平 助氣瀉火

生涼熟溫得防風相畏相使其功愈

大

丹參 心肝腎 微寒 苦 二平 祛瘀生新

蘄州白丹參治風軟腳可逐奔馬因實

有效沈金鰲曰孕婦多犯忌服

葳蕤 脾胃 平 即玉竹一名 益陰長陽

白术 脾胃 溫 土炒或作陳壁土炒 燥土除痺

繆仲醇曰术燥腎而閉氣故遺傷用之

反能生膿作痛人但知术能健脾此蓋

指脾為濕所困而言术能燥濕濕去則脾健

滑石膏二葛治溫自身重

語言難出

故曰補也無知脾虛喜溫用之反致傷
涸竭脾津液是損脾陰也何補之足云
此最易誤故特表而出之
金毛狗脊 腎肝溫 去毛切片炒 補而能走
遠志 心腎溫 去心甘草湯泡 水火並補
能通腎氣上達於心丸用去心

洋鹿茸白蘇造帶下
白茯苓入腎通陽治寒、作
通心安神

以純陰藥有沉滯之功

巴戟天 腎 微溫 去心 洗 泡炒 強陰益精

腎經血分藥功專溫補元陽

以羊脂炙酒浸治偏風皮膚不仁

淫羊藿 命門肝腎大腸三焦 溫 助陽益精

真陽不足者宜之 古瀛曰 莖中痛 肝腎

虛也 補益二經 痛自止矣

以桂附茱萸則熱得大黃芒硝則寒矣

當歸 心肝脾 溫 治諸痛夜甚 土炒 去蘆刀 滑腸 養血潤燥

沙生委治濕囊精清小便餘瀝
酒川芎茶末擂鼻治睫毛倒入
炒精腎治久瀉不止詳獨活寄
生痹骨治痿痺
炒當歸治勞傷腰痛腳本
胃散治血利

王海藏曰歸頭止血，身養血，尾行血，全活血而不流

川石斛 胃腎心脾 甘 平 苦 除熱養陰

骨碎補 腎 溫 亡名猴薑 去毛切 甘 苦 刀 補益

續斷 肝腎 葉象接骨草 微溫 苦辛 酒焙 腰腎要藥 專益筋

乾地黃 心肝腎 心包 微寒 甘 平 補腎要藥 滋陰涼血

熟地黄 心肝腎 微温 三兩 砂仁拌炙 怕粉 滋陰養血

生地黄 心肝腎 微寒 三兩 清腸酒炒 清火涼血

懷牛膝 肝腎 手 鹽水炒 三二兩 走而能守

沈金鰲曰：牛膝性專下走，毫無補益，肝腎二經虛弱者不可輕投。

麥冬 心肺胃 微寒 去心 三錢 清潤

以麥冬清內之陰，以木通導小腸之熱。

生用逐瘀，熟用滋筋，以肉從蓉益腎，以杜仲補肝。

以地黄、阿膠、麻仁為潤經復脉之劑。

得魚螵秘聚精氣

白茯苓廣蓮治白濁遺精

得麥冬治赤濁

旱蓮子 肝腎脾大腸 甘平 補腎

沙苑蒺藜 腎肝 溫 甘辛 鹽水炒 平補

鰲攝沙苑蒺藜補腎虛治腰痛

及虛損勞乏，其功能大概不出此

菟絲子 肝腎脾 平 甘辛 補助三陰

使君子 脾胃 溫 三粒五粒 煨 消積殺虫

白熟地入腎一君一使為長生不老丹
得當歸杞子菟絲骨脂麻能固精延年得胡麻治大麻瘋風

余按使君子是小兒百病要藥

天冬冬 肺腎 苦 去心洗淨用甘 去肺腎虛熱要藥清金降火大藥 除虛熱潤燥痰

生熟何首烏 甘 苦 肝腎 微溫濇 益血祛風

汪穎曰何首烏能止諸瘧大約瘧邪在陰分而不解必須此

側柏葉 甘 苦 炒生二法 肝腎 微寒 益陰涼血

得遠志能通腎陽入心
得松子麻仁治老人虛秘

養陰滋肺而燥土最清血分
栢子仁 心肝腎 平 辛甘 香潤炒 滋潤
好古曰此肝經氣分藥
血竭 肝心包 平 專治血痛 亦內用少 散瘀生新 和血
茯神 心肝 平 抱木者佳 益神定志
張潔古曰風眩心虛非茯神不能除

白羊肉治腎虛腰痛以杜
喉治盜汗

桑寄生 肝腎 平 甘辛 益血去濕
杜仲 腎肝 溫 鹽水薑汁炒生 甘辛 助益腰膝
時珍曰杜仲色紫而潤故能入肝
子能令母實故兼補腎
淨棗仁 心脾肝膽 平 炒研 甘辛 寧心斂汗
山茱萸 肝腎 溫 甘辛 收澀補助

女貞子 腎 鹽水炒生 平 甘苦 陰熱益精
河間曰隆冬不凋少陰之精故能治患
損百痛退老還童
淨甘枸杞 肝腎肺 甘平 平 滋益
地骨皮即枸杞子根
淨杜仲萆薢治腎虛腰痛
上除頭風痛中平胸脇痛淨
地骨皮 腎 三焦 甘 甘 大寒 清血熱助正氣
麦冬小麦治勞渴

枸杞苗葉 肺心脾腎 苦寒 煎湯劑 除熱

小麥 炒心 平 令婦人易有孕 滋陰

黑穭荳 腎溫 甘 助元

子和曰此荳生於田野中霜收乃熟故性沉而為腎之穀用大豆煮之則誤矣

白扁豆 脾胃 微溫 辛甘 崇治中宮 除濕清暑

以其葉治霍亂吐利白天花粉治消渴解水

能解河豚魚毒及一切蕈毒

韭子 肝腎 溫　泄精溺血之要

懷山藥 肺脾心腎 溫 三錢　補益

川百合　清涼退熱

大棗 脾 溫平 二枚 五枚　補中益氣

陳皮 肺肝脾胃 半年　宣通疏利

白羊肉補脾陰　白麵堅固精氣

白款冬花治痰嗽帶血

白小麥治癲悲傷

白椿皮治大腸血痢　白射干治乳癰

治虚寒喘咳同補骨脂治
下焦陽虛
同姜汁治胃反得麦冬生地
治春温液涸

橘红 肺肝脾胃 温 大片 除寒發表消痰
胡桃 肺肝腎 温平 三枚 皮外言 皮澀 補固
胡桃屬木補骨脂屬火兼補之有木
火相生之妙
龍眼肉 心脾 平 三枚 五枚 資益
甘蔗 脾肺胃 温平寒々 汁 皮 轄 除熱生津潤燥

濕孔泉益智仁治遺精白濁
濕陳蒼朮治噤口痢

蓮藕 心肝脾胃 溫平 又皮言 節三枚 去瘀生新
產後忌生冷惟藕不忌

蓮子 心腎脾胃 平濇 去心 七粒 十粒 資養後天化源

蓮鬚 腎心 微溫濇 不言 固真濇精

白黃柏治慾火遺精

黃土 脾胃 平 身勾 助益戊己

亂髮止血通淋治犢青
治婦人陰吹

髮髲 心肝腎 溫 外科要藥

消梨汁能消痰治失傳
治九十不日語
白茯苓兔絲治遺精濁
浮茯苓蓮肉芡實參肉治
魚鰾魚、鹿遺精白甘遺尿
藕根治慢驚發搐浮大黃
木鱉子仁馬牙積泮痰治咽
喉乳蛾

人乳 心脾肝腎 平 止渴 老人便閉最宜 補虛潤燥

秋石 肺腎 溫 下行 滋陰降火

紫河車 肝腎 溫 一名混休 益添精助氣

鴨 肺腎 平 益陰

以涼血補精善治勞瘵

烏雞骨 肝腎 平 益陰補虛

時珍曰凡察烏雞但觀雞舌黑者

則骨肉俱黑矣不掺也

雞内金 肝脾大腸膀胱 平 一具 除熱止煩

雞屎白 胃大腸 微寒 凡用取白毛黑一骨更良 治水消脹氣除積

泥鰍鱔因溪漲田澤而生周已六首

因積滯而成者屬白或但通利下泄使濕熱從小便出并能下氣消積使大小便俱利故蠱脹由濕熱而成者自愈即由積滯而成者亦無不愈也此歧伯治蠱脹之方爲通神也

同先從羊腎治腰痛同
人參黃芪當歸提虛柴

鹿茸 腎心肝心包 溫 甘 味鹹 峻補下元真陽

治一切虛損

鹿角霜　腎心肝心包　溫　辛　補陽

鹿角膠　辛　腎心肝心包　性辛味甘　溫補下元

麋茸　腎　性熱味甘　鹿屬陽麋屬陰　專補真陰

羊肉　脾肺　大熱　助元陰益勞

牛乳　心肺　寒　潤燥生津

升督脈之陽

鹿角膠有三等上者名金角黃色

全黃將燒極火上燒軟後入冷水

中其膠橫射粘手碗上而不去者

若鬧角海角不能

以附子者頭壯陽不老得附子

山萸補元駐顏

詩黄連治血痢治生地止
吐血日蒲黄生地治大衄不止

阿膠 肝肺腎 性平味甘 真清 錢 二錢 益陰清熱
阿膠用蒲黄炒止血或酒化童便
化痰送幸方

膃肭臍 腎 大熱 酒焙 一名海狗腎 專助元陽

魚鰾 腎 平 魚綿膠 五錢 專填精髓

龜甲 腎心肝脾 三錢

龜殼 即敗龜板清麻炙矣 益陰除熱散結

詩青蒿子治骨蒸勞熱
治瘧仍治奔豚氣痛日青蒿
治温瘧

葱莖白治湯火傷痛立止
川升麻治大口瘡疾神效

蜂蜜 心脾 平 甘和滑潤

桑螵蛸 肝命門膀胱 蒸 酒炒 醋炙 固腎益精
蘇頌曰古方漏精及風藥中多用之寇氏曰男女腎衰陰痿夢遺白濁夜溺疝瘕不可缺也

雄原蠶蛾 腎 溫 有毒 助陽

佐白薟英治寬虫痛佐牛膝生
地治婦人經閉佐大麦芽治產風
血氣專腫水疾
佐漢防己治陽水暴腫佐大黄
治肺癰喘急
詩紫石英桃仁治女子血閉莪連
治傷寒瘧痛佐杏仁治損傷
瘀血

瀉劑

乾漆炒 肝肺脾三焦治有毒
破血消積殺虫

甜葶藶 肺大腸膀胱 寒 子炒 米泔焙
苦
下氣行水

大黄 肝脾腎心包大腸 大寒 子引 生 引
大瀉血分實熱
除下有形積滞

東垣曰大黄下走用之於下必用生
若邪在上必酒浸引上至高之分

得麥冬則清肺止渴，得地黃則滋腎潤燥，得人參姙婦子煩

祛熱而下善亡用生則遺至高之熱邪

星以愈減目赤面腫

知母 脾腎寒 月辛 滋水瀉火

元參 腎 鹹寒 主 辛 壯水制火

治傷寒心中懊憹煩躁不得眠為

聖劑

浮秦皮黃連黃柏治厥陰痢

白頭翁 胃大腸 溫 升 洩熱涼血

熱毒下痢紫血鮮血者益之

浮生地阿膠治吐血提欬

三七 胃肝 味苦 性溫 叁三分七分 升 散瘀定痛

生廣西山洞中者真 試法以搽

猪血中化為水真也

浮只殼溫脾浮烏梅川楝安蚘浮木香治滯下

黃連 心肝胆脾胃大腸 泄 清 涼物 姜汁炒 下 清火除濕

時珍曰連治心經火生用治胆肝火
實者猪胆汁浸炒肝胆虛火醋炒
餘經仿此

瀉心梔猪胆治傷寒勞復
瀉心連猪炒猪胆治肥熱疳疾

胡黃連 肺胃 寒 三下疳 清濕除熱
黃芩 肺心大小腸胆 寒 炒末 瀉濕清火
片芩瀉肺火大條芩瀉大腸火

得枳殼治風癩熱毒

苦參 腎寒 甘辛沈 燥濕勝熱

龍膽草 肝膽胃寒 大苦 瀉火邪除濕熱

得桂枝石羔竹茹治胎前虛煩
嘔逆得人參當歸甘草治產
後血厥昏冒

白微 胃平 苦鹹陰物 清虛火除血熱

沈金鰲曰白微并能除血癖曾治一婦
人係產後身熱煩嘔之症余用白微為
君佐芎歸地二帖其病解其婦向有

癖積藏左脇下已八九年矣服此藥
身涼退熱〻減去晚微覺腹痛漸至下
如欲臨盆狀少頃遂下一物如茶杯
大極堅不能破色有紅紫而間白點其
脇下遂覺如〻快此謂癖積者〻有
矣次早診之脈亦平和矣

白桔梗桑皮治咳嗽吐血

得四物治盗汗之骨蒸

白前 肺 温 手太 甘草湯洗 瀉肺下氣降痰

丹皮 心肝腎心包 微寒 手太 清伏火涼血火

張潔古曰丹皮入腎心胞故治盗汗之

骨蒸地骨皮入腎三焦故治有汗

之骨蒸

姜黃 脾肝 熱 苦 川子以姜 破血行氣

姜黃、入脾兼治血中之氣　鬱金
入心專治血

蓬莪术　肝　木　温　醋煅研　行氣消積破血

荊三稜　肝脾　木　平　散血以氣消積

得木香治滯氣攻心同阿魏治小兒盤腸

王好古曰三稜莪术治積塊瘡硬者
堅者消之也

浮海藻湯治瘿氣結核

海藻（入胃通行十二經 一兩）酒洗 除熱軟堅
昆布（胃 一兩）酒洗 軟堅潤下除熱散結
沈金鰲曰按昆布消堅誠為要品
余曾此同茯苓歸身白朮半夏陳
皮治梅核膈二帖吐出血塊如梅核
大者二枚覺咽喉之上皮快食積下

日忍冬藤治乳癰

又加人參服二帖吐出一物如小櫻桃大
極堅硬吐磚地上濺出二三尺許擊之
以碎又用人參茯苓白术山藥歸身
白芍四帖痊愈

蒲公英 肾脾胃 平 云牙足少陽居兼　解毒散結

青蒿 肝胆 寒 云辛　除熱補勞

得春少陽之氣最重故主少陽厥陰之藥

得香附甘草治目珠夜痛
得香附貝母治馬刀

夏枯草 肝膽 苦辛 辛 寒 散結散熱

夏枯草氣陽補厥陰血脈以陽治陰也

劉寄奴 肝 溫 洗酒炒 破血止血

得代赭石治噫氣同新
絳屑半產漏下

旋覆花 肺大腸 溫 苦辛鹹 下氣消痰

青葙子 肝 微寒 目之君草決明 瀉肝明目

漏蘆 苦 脾胃肝大腸膀胱 寒 洩熱解毒

癰疽常用預解時行痘疹毒取其

寒能勝熱又能散也無則以山梔代

三

苧根 肝 寒 甘 寒 解熱散瘀

治建逮穩安胎固胎元

浮荆芥治咽喉不利浮生草
治熱壅喉痛白甘草桔梗治
咽喉痘疹白薄荷治風熱癮疹
浮犀角治陽毒發斑
小青白治嗽糖治中暑發昏

牛蒡子 肺胃 辛 平 辛 通行十二經 散風除熱解毒

大青 心胃 大寒 解散熱毒

犀象先曰陽毒發狂煩亂以大青

升麻可回用多

青黛 肝 寒 亦作 除熱解毒

白醋治蚘攻心痛

扁蓄 胃膀胱 苦 平 泄熱下行

主消渴嘔逆

蘆根 肺脾胃 苦 甘 寒 清熱止嘔

紫菀 肺胃 辛 甘 苦 清金瀉火

孫思邈曰此能治婦人小便卒不得出者研末井水服三撮即通小便血者服五撮即止 便閉而漏者是

決明子 肝膽 甘 苦 微寒 瀉肝明目

得麻黄杏仁五味甘草治
喉中鳴聲
同甘草治肺氣喘急

紫花地丁 肝脾 苦辛寒 除熱消毒
穿原白研末酒服三錢能治黄疸
內熱

射干 心三焦 肝肺脾 平 苦寒 即紫胡蝶根 清火解毒散血消痰

馬兜鈴 肺 寒 去穰子五 清熱下氣

瓜蔞寔 肺 寒苦 根即天花粉 甘 潤肺降痰

專消咽喉腫毒

花名金銀花

浮萍藤生地治吐衄血

白丹砂月丸能截瘧治反胃

黃狗膽治噎膈痞積

山豆根 心肺大腸 甘苦 寒 清熱消毒

忍冬藤 肺 寒 甘 外科用 散熱消毒

降真、辛、肝 通行十二經 溫、外甘 散邪

阿魏 研 脾胃 辛 清積殺蟲

能消肉積

蘆薈 肝心包 寒 瀉熱殺蟲

白肉桂治咽喉白蒼朮治陽痿白細辛治卅咒白除粉治赤濁白淫

黄柏 腎膀胱 寒 酒蜜鹽炒各可 除熱益陰

元素曰癱瘓必用之藥 東垣黄柏蒼朮乃治痿要藥

白蒼朮治湿滿浮黄疸治带下

真川厚朴 脾胃 温 可可薑汁 下氣消滿

苦楝子 脾心包小腸膀胱肺肝腎 寒 可切可蒸一名金鈴子 瀉熱

槐花 肝大腸 平 可可生乳燔 涼血清熱

以白术去痰飲浮腫消痞
結以皂角通大便以桔梗治
氣痞以甘草治婦人体肥難
產
以滑石治血淋溺閉

以蘇木 甘辛 肝胆心胃胃辛
巴豆 胃大腸 溫
桑根白皮 甘辛 肺寒
枳實 脾胃寒 摩切尖 苦
枳殼 苦辛 肺胃微寒
山梔子 心肺胃寒 生炒 苦辛

散表行血
斬關奪門
清金
破氣行痰
散結逐滯
瀉火

河間曰治実火之血順氣為先氣行則血自歸經治虛火之血養為先氣化自能攝血

郁李仁 脾 大小腸 甘 苦 潤燥 洩氣 破血

大腹皮 脾胃 溫 辛 甘 苦 下氣 行血

竹葉 心胃 寒 十枚廿枚 苦 甘 主嘔吐 瀝一匙 亦風煩悶 滌熱

竹茹湯人參茯苓半治產後煩熱 竹葉湯小麥石膏治時行發黃 竹瀝同薑汁治中風口禁

天竺黄 心寒 水飞 除熱豁痰定驚

雷丸 胃大腸 微寒 水不炮 消積殺虫

澤劑 下 解熱毒

綠豆 胃心 寒 一杯 三十粒 除熱益脾

冬瓜 脾胃大小腸 微寒 二錢半 瀉肺解肌

杏仁 肺大腸 微溫 去皮尖 研 二三錢 潤燥下氣

以童便浸補肺虛勞治天
冬熱心肺

得吳茱萸治冷勞減作
得延胡川楝治胃脘痛肝厥
得黑膏豆豉治痰喘氣急
得公丁治反胃積食
消血分之滯
得木瓜治脚氣衝心同只實
治傷寒痞痛滿

桃仁 肝心胞 苦甘 平

神朮 心肺

山查 脾 寒 酸甘

青皮 肝膽 寒 苦辛

檳榔 胃大腸 溫濇 辛下 苦

西瓜 脾 寒

破血潤燥
清熱解表
破氣消積
散瘀化痰
猛銳
沉重下墜
清暑解熱

按西瓜浮皮名西瓜翠衣能消皮

膏間熱 [illegible]甘 胃辛

海浮石 肺平 木辛 消痰軟堅

食鹽 腎心肺胃平 理熱潤下

青鹽 腎心寒 少許 一名戎鹽 除血熱益水臟

寒水石 腎鹹 辛寒 走血除熱

白麻仁阿膠治血虛便閉
得鷄屎治蜘蛛咬毒

得地榆治血痢

人中黃 胃 寒 水 木 大解熱毒

人中白 肝腎三焦膀胱 平 水 木 除熱降火

夜明砂 肝 寒 洗淨焙用 小蝙蝠屎 木 土 除熱降火

犀角 心肝胃 寒 示 木 微上微下散邪清熱 涼血解毒

經驗曰能清胎氣孕婦忌服

羚羊角 心肺肝 寒 作 土 散邪清熱

熊胆　胃肝胆脾大腸心　寒　除熱祛邪

刺猬皮　辛　胃　平　有毒　煅研　涼血

龍齒　辛　心肝　涼　鎮心安魂

真珠　一粒　心肝　寒　除煩清熱

石決明　肝　平　煅研　辛　甘　洩熱定驚

海蛤粉　辛　鹹　心腎　寒　善治風熱

軟堅潤下

瓦楞子 肝肺脾 平 煅研末用 滚洗研末 軟堅散積

吳瑞陽曰瓦楞子消瘦其功最大

瓦瘦隔病用之如神

白蜚蠊治畜血得射女、、

治跌打傷

水蛭 肝膀胱 平 破血消结

治女子月閉瘀成乾血勞益走血

膝血故能去肝經積血

五穀虫　肝脾胃　寒　糞中蛆洗炙　去熱療疳

䖹虫　肝　三焦　微寒　食血　破血消結

蟾酥　胃　寒　人氣化用　殺虫拔毒　此藥不可入目以紫草汁洗点即消

白頸蚯蚓　胃　寒　炙除乾生搗化水　清熱利水

輕劑

麻黃　肺膀胱心大腸　溫　去節蜜炙　發汗　浮射于治肺瘻生南上之氣

浮萍柴治小兒熱渴
火在上能升能散氣下陷
能升莫舉
陷停瘀治水腫小便閉
浮腫能退當歸川芎治崩
中赤白白槐子只實治痔
中去血

葛根 胃膀胱脾 甘辛 平
升麻 脾胃 示亦 平
蒼耳子 肺 甘辛 溫
木賊草 胆肝 作甘 溫
燈心草 心肺小腸 淡寒 卅寸
連翹 胆大腸心三焦心胞 平 去心 甘辛

解肌升陽散火
升陽解毒
發汗散風勝濕
退翳發汗
清熱行水
散結清火

浮羯羊治小兒雀目

穀精草 脾胃 微溫 清熱明目

百草霜 肝肺胃 溫 斂標止血消積

墨 心肝 溫 清涼

浮薄荷治皮膚風癢

蟬退 肝 寒 去翅足 驅風

重劑

白朮、粟、治胞脹不通白肉

淡蓯蓉治大腸虛秘

貢沉香、脾胃腎心肝 微溫、磨沖示下 下氣補陽

紫檀 肝微寒 亦作血要藥

金箔 心肝 平

銀箔 心肝 平

自然銅 肝平 醋煅用

鍼砂 解大腸平 醋炒用

青鉛 肝腎寒 一名黑錫

和血

鎮驚安神

鎮驚定怯

散瘀破積

除濕消積

墜痰解毒

貝母 肝脾 微寒 清積解毒
密佗僧 肝 平有毒 鎮怯
硃砂 心 微寒 少許水飛用 安神定魄
雄黄 肝胃 溫 水飛用 辟毒殺虫
生石膏 胃肺三焦 寒 清熱解肌
熟石膏 三年半
宗氣曰胃主肌肉肺主皮毛石膏二

白黑鉛治陰結白硃砂豬心治癲之癇
浮桂枝治溫瘧白蒼朮治中暍

经為發斑發疹之要藥品色赤如錦紋者為斑隱隱見紅點者為疹斑重輕疹輕要皆由於胃熱然分陰陽二症宜用石膏若內傷陰症是斑疹者淡紅而稀少此胃氣極虛逼真無根之火游行于外當補

益氣血使中有主則氣不妄游血不外散若作熱治而用石膏生死反掌矣

陽起石 命門 微溫 煅酒淬研 溫補

同熟地山萸治耳鳴

磁石 肝腎 鹹寒 生煅亦可 沖和

得硝石滚石膽治一切痰火痼痰疾

青礞石 肝 平 煅研 平驚消痰

日名氏仁治慢驚風
代赭石 肝心包 寒 煅研 二錢三錢 鎮虛逆養陰血

得阿膠參附治婦人血漏
伏龍肝 肝 溫 調中止血 燥濕消癰

弘目京謹即灶心黃土得附子黃芩阿膠治便後血

滑利

得砂仁治乳汁蓄癰治牛膝下胞衣
冬葵子 大小腸 寒 二錢三錢 潤燥利竅

蓯蓉補腎之陰兔絲補腎之陽二者同用生精補陽

肉蓯蓉 心包命門 温 鹹 酒洗浸 滋腎益精滑腸

用去中心膜一層

鎖陽 腎 温 甘鹹 大助元陽

紫草 肝腎心包 寒 甘鹹 去鬚酒炒 涼血

蒲黄 肝心包 平 甘 作 涼血活血 散結除熱

生則行血炒則止血 五灵脂治心腸腹諸痛 以青盐治重舌脹湯

赤 白 樗白皮 大小腸膀胱 滑 去粗皮 澀泄

黑麻胡麻 脾肝腎肺 平 補益滋潤

麻油 大腸 乙振 寒 滋潤

大麻仁 五氏疑 脾胃大腸 辛年 平 滑利

得當歸厚朴蒼辛藥分能利大腸

薤白 大腸 辛辛 溫 利竅助陽

心痛宜食大利產婦

同甘草解中暑止泄瀉

柿 肺脾 寒 清肺澀腸寒嗽

梔子 肺 三枚 澀 滌除腸胃邪惡

海松子 肺大腸 小溫 滋潤

滑石 膀胱心胃大小腸 寒 辛辛辛 通利下竅

止澀劑

地榆 肝腎大腸胃 寒 甜炒辛辛辛 專理下焦 血症濕熱

補肺逐瘀生新

白芨 辛平 肺 二錢

肺損者復能生之。時珍曰：試血法，吐在水盌內，浮者肺血也，沉者肝血也，半浮半沉者心血也，各隨此見，以羊肺肝心煮熟，蘸白芨末，日日食之。

赤白芍藥 脾肺肝 溫 酒炒 不可

收斂

功專止痛，止血，止汗，益營，止煩。

滑半夏治痰以阿膠宜燥
以吳茱萸治五更腎泄
以肉蓯蓉補骨脂治陽萎不起
香者爲椿臭者爲樗
宜煨用一名柯子

五味子 肺腎 溫 十粒廿粒察矣 收歛滋潤

覆盆子 肝腎 微溫 去皮毛酒炒 固腸燥濕

椿樗白皮 胃大腸 寒 去粗皮醋炒 補濇

秦皮 肝膽腎 寒 收歛

訶黎勒 肺大腸 溫濇 去核煨炒 收歛

椶櫚皮 肝脾 平濇 止血

同芡實能固精　同砂仁能益精

同花草芍桂枝治表汗　同麻黃清血治勞瘧　白木永治心痛

得建茶乾姜治休息二痢

金櫻子　腎大腸膀胱平　去核毛刺　固精秘氣

南燭子　心脾腎　固濇

醋　肝溫　酸苦溫　收斂氣血

罌粟殼　腎濇寒　三枚　收斂肺濇腸固腎

烏梅　肺脾平　一枚二枚　斂肺濇腸　湧痰消腫

木瓜　朱木　脾胃筋肝溫　利筋骨調營衛

得生地能止血 同金櫻子能
濇精 同兎絲子能實大腸

黄芡 脾胃心腎 甘濇 平
赤石脂 心腎大腸 研 甘濇 大熱 入氣分
白石脂 胃大腸 甘濇

同赤石脂治傷寒下痢 同乾姜
治白帶 同牡蠣 烏賊骨 桂心
治崩中漏下

禹餘粮 胃大腸 甘濇 平
明礬 脾 寒
皂礬 脾 涼 煅研

濇本益精
濇斂
濇斂
濇下
燥濕墜痰
燥濕化痰

得治喉痹重病濕熱火泯
薑大黃敷楊梅立效
乙名殃光集
得蓮子治滑精日赤石脂治
瀉泄不止
得柴胡去腸間硬得羅松柴
能消頂上結核日大黃能消腋
間腫地黃、同牡蠣澀精
得茯苓龍骨治虛勞遺濁
得白礬治腸風下血

膽礬 膽 酸寒
烏參泥 肺 研 平
五花龍骨 肝膽腎 心大腸 澀 平 煅研飛 或醋煅 或水飛
牡蠣 肝膽腎 澀寒 生煅 平 甘
五倍子 肺 平
百藥煎 心肺 性收 甘

吐風痰斂咳逆
清散
固斂澀
越正氣
軟堅利
收固本
收斂
收拼

得防風羌活即黄柏勝濕
同朮附除下二焦之氣

得烏梅治久瘧不止

同烏藥治小兒便頻數

燥劑

蒼朮 脾胃肺大小腸 溫 米泔炒用 祛風除濕 升陽散鬱

仙茅 腎肝心包 溫 米洗米泔炒 補火

草豆蔻 脾胃 溫 面草葛去下 祛寒除濕 消痰截瘧

肉豆蔻 脾胃大腸 溫 麵包煨去用 消食止泄

益智仁 脾心腎 溫 鹽水炒去木 行陽退陰

得杜仲胡桃治腎虛腰痛
得茯苓沒藥能定心補腎
得菟子治腎漏益埣
得桃仁治膀胱 得茴香川楝子治
奔豚偏墜 得蕎麥茴香治冷氣
疝瘕 得補骨脂木瓜治寒濕
腳氣
凡用附子熱藥又須冷服蓋
陰極於下陽浮於上以冷折其上
之虛陽以熱治其下之沉寒也
附子得人參能回陽氣得熟
地能固元陽

補骨脂 脾命門心包 溫 酒浸焙 壯火益火
能補相火以通君火
胡芦巴 壯元陽除寒濕
附子 命門三焦脾胃膀胱 大熱 製[illegible] 回陽退熱
沈金鰲曰按熱藥不但附子一切
姜桂皆然以此等治陰虛之人固不

免有不救之患即陰陽俱虛或陰虛更甚於陽者以熱藥治之亦爲害且不特附子肉桂爲然即如人參亦以補陽余見一醫治一陰虛之婦其醫性喜用苦燥藥服藥數月每日並進人參病竟不痊且愈多枯燥蓋可見人參補陽

雖有補陽生陰之用，但必用滋陰藥，然後能使陰分充足。若但用補陽藥，用之甚見其有濟也。讀書如古者當推廣之。

川烏	脾命門　熱	姜汁炒透，用附子炒	助陽退陰
草烏頭	脾　熱	姜汁炒透	搜風勝濕，去痰攻毒
白附子	胃　溫	姜汁泡[?]去皮[?]	祛風燥濕豁痰

得茯苓甘草治伏暑引飲白
只遇枯蔞實治結胸白蘇黃、
治氣秘白枯蔞實治濕膩之痰

同人參麥冬甘草粳補中氣亂
此上 雞桂

同雄雞肝治小兒遺尿

天南星 肺 溫 姜汁 姜製 示 下
青鹽製半夏 脾胃肝心肺大腸 下 平
桂 命肝腎 熱
桂心 心包 大熱 去皮切 下 升
桂枝
柳枝 澀

祛風濕豁頑痰
除濕化痰開鬱
下行溫補
補陽活血
上行發表
表散

白豆蔻子治奔豚同生姜
甘蔗治朝暮吐
淨白豆蔻治噎食不納

官桂 脾肝 温 亦作 又名木桂 通利
公丁香 脾胖胃 熱 母丁香最大 暖補
胡椒 胃大腸 温 陰寒快膈
華澄茄 脾胃膀胱 温 散寒滯結
向陽者為胡椒 向陰者為畢澄茄
翼情曰病有反胃吐食甚至吐出黑色

治之不愈者惟蓽澄茄米糊丸姜湯

下三十丸且自愈但食欲須服平胃散

三百帖遂可

吳茱萸　肝腎脾胃　熱

塩湯泡三次　下氣開鬱肘

大茴香　小茴香　心腹膀胱　溫

塩水炒三次木　除風寒濕

溫胃治寒

爐甘石　胃　溫

明目

淨乾姜治吞酸白黃道

白芍治赤白下利

附錄曰余嘗用此石燒淬海螵蛸石珊瑚石蛸各一兩為極細末以點諸目瘦甚妙入珠砂五錢則性不粘也

硫黃 辛 命門心包 大熱 補陽

白半夏治久年哮喘白艾葉治陰虛傷寒

溫劑

飴糖 辛 甘 脾肺 微溫 滋養

白石英 肺大腸 微溫 潤燥

紫石英 心肝心包 辛溫 辛 鎮怯潤枯

仲醇曰衝爲血海任主胞胎孕係胞於腎及心包虛則風寒乘之故不孕紫石英辛溫走二經散風寒鎮下焦爲暖子宮之要藥

主治子宮寒不孕

朴硝 胃大腸三焦三經 即皮硝 水硝 下洩陰熱潤燥堅軟

元素曰孕婦惟三四月七八月可禁用

此餘藥始

元明粉 胃大腸三焦二經 [illegible] 好水硝 破結洩熱

經疏曰元明粉即芒硝投滾水沸化

夜置冰霜之下結凝在水面上者

用白萊菔切片煮汁投硝以結起多次者為上其色瑩白其味辛鹹也

風花硝好水硝

硝石次大硝

鎗硝好火硝

水硝　火硝

凡用藥君當別可味乃君一臣二〻謂如熟地補陰首烏亦然用熟地不可用首烏用首烏不可用熟地且餘則可類推

全當歸錢半酒炒 川桂枝錢 秦艽錢

真虎掌骨頂錢半 川牛膝錢 獨活錢

海風藤錢半 紅花五分 嫩桑枝二錢

真白茄皮錢 續斷二錢 製首烏二錢

蒼朮 萆薢 黃芪 玉竹 各錢

陽旦湯 治病詳在冬溫門

即桂枝湯加黃芩是

陰旦湯治冬溫內寒外熱肢節疼痛中夾寒食此以桂枝湯加黃芩并乾姜耳

姜性辛溫散結以治中土之停滯遂因之曰陰旦于經絡之陰陽風馬牛不相涉也

吹口藥
青黛 黃藥

發散擦藥
麻黃五 肉桂一卜 藤黃半 月黃半
生半夏五 生南星五 草烏姜汁五 川烏五
阿魏五 蜈蚣 銀珠五 蟾酥一卜
原麝壹分
共為細末擦膏藥中

敷藥方 散腫瘍如神

川草烏 生南星 半夏 各三 雄黄 半

官桂 白芷 花粉 各兩 牙皂 二錢

姜黄 二錢 細辛 一錢 若遇純陽症再

加大黄 半 黄芩 半 黄柏 二錢 細辛 一錢

牙皂 二錢 如半陰半陽症加紫荆皮

黃提藥方

茄子秧、磨汁于赤沙糖傢于面調敷以散諸瘡毒

地榆研末、冰片、香油、調敷火燙

獨活 石菖蒲 白芷 赤芍 等分

鬱金錢 雄黃錢 藤黃錢 牛黃五分

麝香五分 冰片五分 巴豆肉半 蓖麻肉[illegible]

蟾酥五分 各研細末、共搗爛好放膏

藥貼之治一切惡毒未成可消已成

可化腐府毒更妙

白靈藥

芦甘石两　黄連錢　黄柏二錢　黄芩二錢

以三黄煎汁下芦甘石收乾封固聽用

代針膏

蟾酥　硼砂　輕粉　巴豆去油　蝸牛二个

麝香壹分　共研用少許放膏藥上貼之

其膿自出可免刀針

收口掺藥

五倍　龍骨煅錢　象皮煅錢　熟石膏錢

乾元丹

兒茶　輕粉（洗研）　乳香（去油）　沒藥（去油）
琥珀（另研）　白螺螄殼（煅）末
　共為細末摻上即愈

巴霜　白牡丹花瓣　麝香
廣鬱金　血竭　明雄黃　糯米為糊
作丸硃砂（水飛）為衣

六合神寧丸

大白芍一兩 甘草兩 黄芩兩 當歸兩

肉桂五 川連兩 乾薑錢 半夏錢

吴萸五 木瓜錢 蒼朮錢 川朴薑汁炒錢

枳實麩炒錢 大黃酒蒸炒兩 梹榔錢 腰雄黃水飛錢

杏仁去皮尖研兩 茯苓錢 淨東荷錢 没藥錢

夏秋瀉利因外感暑濕之邪內傷

生冷之物過甚以致清濁濕熱下
流甲金大傷受尅裡急後重下痢
紅白中焦寒熱拒格致痞不通戊
土胃不納己土脾不運嘔吐惡心脘痞
腹痛飲食不思此方以芍藥湯甘草
湯酸甘並用甲己化土治痢為君臣

以甘草瀉心湯苦降辛散甘和理
中其痞鞕滿噫之邪佐以平胃散
祛太陰脾之濕熱也再佐以小承氣湯
下陽明大腸穀道之邪使以雄黄丸
祛暑風氣也又使以肉桂吳萸合桂萸黄
連祛厥陰肝之寒邪泄少腹也肺與

大腸相表裡居右利肺氣消積當歸和肝血潤腸滑可去著也乾薑陳茶和寒熱消酒食滯茯苓之車前水分踈濕熱由水道而泄也厚朴枳實泄中焦之痞滿滯氣木香檳榔泄下焦沉重濁氣此六合成陽之復

方本潔古芍藥湯而出益也

大順散 用主暑症中內熱冷飲過多條

甘草 乾姜 炮，半兩 肉桂 二錢 杏仁 去皮尖，研 二錢

害乳神方

大力子 錢 蒲公英 錢 胡芦芭 錢

甘草節 二錢 乳沒藥 去油，各 製[illegible]皮 錢

煅牡蠣两 製南星两

治一切外症敷嵌藥

巴霜（去油淨） 白鶴董、、

使君子或用五靈脂各等分炒研細末

磁瓶收貯挑少許用膏藥貼患處此

重症酌加原寸

蛀瘡 用白胡椒三十粒研末用膏藥貼之

治小兒瘡癬用倭銀硃研末搽之

治蟲痛

用蒜頭輕粉各少許打爛用如胡椒大一粒按于虎口下一寸用帛紮好二時拿去有泡挑破永不再痛左痛貼右右痛貼左

吹鼻散 能治頭疼目痛障翳等疾可以立效

鵝光不食草極研 牛牙皂下 朱砂下 共研細末

寒溼聚於脾經上襲於上成痰子刀歷也

川貝母各 昆布各 全蝎各 牡蠣各

海藻各 蜈公條 全當歸二兩

共為細末陳酒沖服之立效

神農本草經指歸四卷附録一卷（卷一至二）

〔清〕戈頌平撰

清抄本

神農本草經指歸四卷附録一卷

本書爲『戈氏醫學叢書』（四種）之一，係中醫本草學專著。戈頌平，字直哉，江蘇泰州人，清末醫家。他早年習文，研讀四書五經，致力於探求格致之理。後因親屬患病相繼亡故，他發奮研究醫學，猶對經典醫籍推理窮原，歷二十餘年而漸有心得。本書反復删易十三稿，乃成。書名『指歸』，據《戈氏醫學叢書·自序》言：『「指歸」二字，俟門下士有所指歸焉。』『閱序』進一步解釋：意使學者能『由此而求之，已誤者知改，如倦游之歸家，如改邪之歸正；未學者知慕，如行人之歸市，如百川之歸海，使天下殊途而同歸』。書中采用逐句加注闡釋的方法，正文依《神農本草經》上、中、下三品，逐一疏解，附録六十一種藥物。作者在解析原文時旁徵博引、參以己見，頗多獨到見解和發揮。

神農本草經指歸 仁

王一題 少雲

竊考本草著述家搜羅博採各以私意加入以炫其聰明反失本經之正傳後人遵用不易所以每投輙拒謂之為偽書要知神農乃生而知之者樹五穀以資民生嘗百草以療民疾農事方書制度乃備詳審乎本草惟神農本經為得藥之正性非後人所撰也古方用藥悉本於是當今之士務以思求經旨留神醫藥夫天生五味以養人藥以五味之偏以療病分寒熱溫涼

攻補疏瀉以治之如木宜條達曲直作酸木以
達為補火宜下降炎上作苦火以降為補土宜
疏泄稼穡作甘土以疏為補金宜收肅從革作
辛金以收為補水宜上升潤下作鹹水以升為
補天以五行化五氣以生寒暑燥濕風人以五
藏化五志以生喜怒悲憂恐原夫人之身備有
二氣五行充足表裏無偏其身康强輕健百病
不生陰陽有偏則病藥餌能使表裏疏通以達

於病所通其滯而解其危惟藥術之精者甚難
若用之不當則貽誤匪淺講求衛生者所以不
敢輕於一試也何也每每於病之輕者加重重
者不起人有疾病而保其生命則當首求良醫
次求良藥良藥不易治而良醫尤不易得是以
世之病者往往不誤於藥多誤於醫先嚴有鑒
於此心焉憫憫特發濟世之苦衷雖年逾古稀而
廢寢忘餐尤竭慮以研究苦志數十載對證用

藥庶幾百難一失並使後之學者一目了然非
敢邀微名於一時惟望人之却病延年也
宣統元年清和月上浣男　仁壽述之謹誌

神農本草經指歸目錄　隨筆

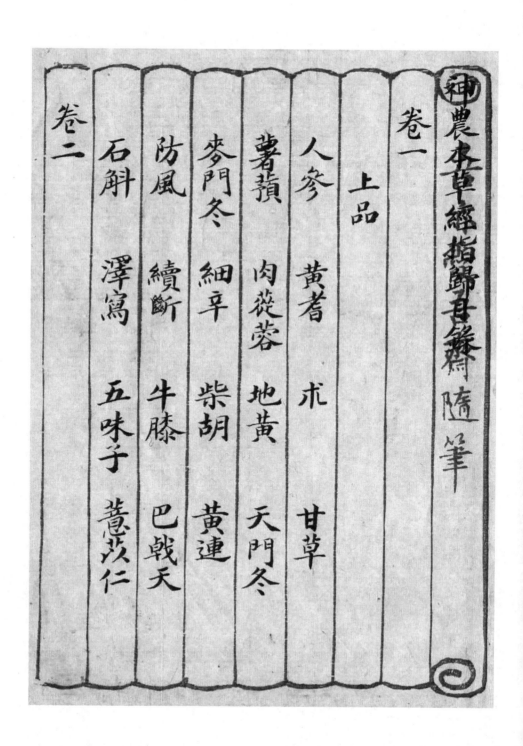

上品

菟絲子　葳蕤　沙參　遠志

菖蒲　赤箭　車前子　羌活

升麻　茵陳蒿　甘菊花　龍膽草

紫蘇　藕實莖　雞頭實　黑脂麻

益母花子　茜草　伏靈　豬苓

牡桂　菌桂　橘皮　枸杞

木香　杜仲　桑根白皮　桑上寄生

槐實　柏實竹生東苑　東林消道　冊消石

神農本草經指歸卷齋隨筆

上品

人參氣味甘微寒無毒主補五藏安精神定魂魄止驚悸除邪氣明目開心益志久服輕身延年

參三也說文三天地人之道也語以陽之一合陰之二次第重之乎數三也此草得天地中正之氣味甘而不偏守而不偏故曰人參氣味甘微寒無毒五土數也從土也土從中陰液不足乎陽之氣交浮少陰服之主之陰液內增陽以陰

有主陰以陽有主乎陽主陰以藏乎陰主陽而開陽藏陰開以五藏而益曰主補五藏精有陰裏之陰藏而陽拿生助而精安神有陽表之陽開而陰液生助而神安曰安精神肝藏魂之屬陽肝木之陽少陰土液生則魂不定本之肺藏魄之屬陰肺金之陰少陽土陽生則魄不定木之陽而陰液生助金之陰而陽拿生助則魂魄定是魂魄千大之陽也土而交中之陰之乎陽不驚不悸曰止驚悸邪偏也陽而陰遲乎絕于偏於表陰掛陽違

乎陰（陰）氣痛邪者益智除邪隨之寧又益陽之氣土開於目
以助之則目明心聰而志益日明目開心益志久常於中之土
從陰以陽氣健運不失乎常乎身輕而年延曰久服輕身延年
汗吐下之害曰精血汗是土中陰液從毛竅泄
去吐亦是土中陰液從咽管外竅而中嘔去下
亦是土中陰液從肛門外竅而中泄去土中陰
液亡乎陽無所依故用人參人參每液取甘苦微寒之
氣味益陰土陰液使陽氣得所依歸
仲聖于汗吐下之後用之以救土中陰液救陽

人參　二

亡與陽亡乎陰之
勿拘泥嘔血

陽氣所依歸而和以汗吐下之謬方中絕無加
此陰柔之品反緩薑附之力何也陰土以温在
外之陰液與陽回遂中土之故四逆湯通脈四
逆湯白通湯第一方土温而回以陰回皆無用
人參而四逆加人參以其利止亡血而加之也
茯苓四逆湯以其在汗吐下之後也今人輒云
以人參回陽惜乎未能體會陰陽化生相抱之
旨 仲聖一百一十三方中用人參者只有一
十七（八）方新加湯小柴胡湯柴胡桂枝湯半夏瀉

心湯黄連瀉心湯半夏瀉心湯旋覆代赭石湯乾薑
黄連黄芩人參湯厚樸生薑半夏人參湯桂枝
人參湯四逆加人參湯茯苓四逆湯呉茱萸湯附子湯
理中湯白虎加人參湯竹葉石膏湯炙甘艸湯
皆是因汗吐下之後亡其土中陰液取其養陰
配陽不

陳修園曰自時珍綱目盛行而神農本經遂廢
即如人參本經明說味甘時珍說生則寒熟則温
附會之甚蓋藥具一定之性除是生搗取汁冷

服與益曬八九次色味俱變頗已生熟之辨若入藥劑則主專亦熟矣豈一物蒸熟與蒸熟間遂為性分別乎

黃耆氣味甘微溫無毒主癰疽久敗瘡排膿止痛大風癩疾五痔鼠瘻補虛小兒百病

黃土色也耆長也疆也甘土味也溫而兼也無毒無五味五性之偏也戊土之陽以陽兼陽以長以疆曰黃耆兼味甘微溫無毒癰疽也疽阻也拯以也膿小兼滯傷厚也細兼壅於內肉高膘

有癰壅於肉裏阻瘀氣隔運氣弗塌為疽土中陽
氣不彊木之根核不長少氣在肉中壅濕致外
高腫為癰土中陽氣久傷少氣在肉裏通骨不
能外達故肉阻陽遲為疽主黃耆內彊戌土降
氣長亥水木從根核之陽流表裏肌中少氣曰
主癰疽久敗瘡排膿止痛風陽氣又癩疾忌創
又大風指太陽大氣又太陽大氣浮外而肌肉
中少血氣滯不為忌瘡少氣不通於表眉髮脫
落皮肉色紫而浮指爪枯而掌肉陷主黃耆內

黃耆　四

從戊土之陰行運水穀於毛竅水穀流則血脈不
通曰大風癩疾五土敗也痔瘻瘡也陰土從中
水穀下牽內陷肛門旁夫從之中而為瘻瘡以
黄耆甘從助戊土中之陽達夫以乙木根換之
陰土從木達以則痔患即解曰五痔鼠指子辰
也瘻久瘡也土以陽長而虛於裏土以陽殭而
虛於表子水之陰以陽運則身之左右上下盡
其以助曰鼠瘻補虛目字篆文象一陽入二陰
中也小兒戊土中陰陽之緣未暢其一之陽冊字入

二陰中藉遇陰裏爲病陰生書曰小兒百病
朮氣味甘溫無毒主風寒濕痹死肌痙疸止汗除
熱消食作煎餌久服輕身延年不飢
爾雅釋草朮山薊楊枹薊 疏 生於山中者名朮
楊枹薊以自(白)朮也 仲景以赤朮以蒼朮也時
隱庵曰土以濕氣㧖䏰灌溉四旁爲胃以雨露
㧖䏰生萬物撦朮形象土內含陰液而黏土以
陽生人之脾土本太陽大氣溫生陰液而氣土
味皆合以於裏朮之氣味甘溫多液乎性不偏

朮 五

藉此培之曰术氣味甘温多液無毒風傷氣也
空降氣又濕水氣也痹閉塞也陽氣浮外降土
中陽虛降液土味皆不足於裏表之氣液不能灌
溉肌表亦由閉塞不通之病治之以术曰主風
寒濕痹肌屬土土之陽氣降液皆虛不能灌溉
表裏于肌若死曰死肌痙筋中病也肉中陰液
不足筋失于柔而痙曰疸疸黄病也土中液少
不外榮肌表而土之黄色外見曰疸术之氣味
甘温脾土所喜温浮脉虛弱細濇緩外見之癥液虧

中消病是脾土〻虛
胃土且虛此消食是
脾土液少不能上潤
胃土二土皆虛故以
术治……

蓋由呼吸無脾無陰陽等藥土瀉胃土〻虛
时則飲食日消食久常於中也土中陰液陽氣
皆不足以术性甘偏苦溫多汁煉熟如膏时〻
服〻身體以陽健運土〻液以陽日生于壽綿
長四維〻土不虛日化色飷久服輕身延年不飢
甘草氣味甘平無毒主五藏六府寒熱邪氣堅筋
骨長肌肉倍氣力金瘡尰解毒久服輕身延年
陳修園曰草〻最甘其亞甘草為極氣味甘平
而胃偏今以陰陽氣液內從土中土〻甘味內

甘草　六

含于露於外凡病之一陽之氣交於浮表于是
於裏故湯液方中以甘草共和陽氣内藏土
中曰甘草氣味甘平無毒五藏土也六指表裏
巳亥二辰之數也府聚也空冬氣也無夏氣也
土藏之陰以陽氣内聚生草木根核之陰暢茂
矣辰之所求西冬令土藏之陽以陰氣外聚生
草木枝葉之陽暢茂巳辰之所成為夏令太陽
大氣子開午闔求西冬夏自子偏邪曰主五藏 陽陰木土
六府守熱邪氣節備中生之幼舉事元也兩屬土

北方爲玄薯蕷　南方爲玄薯蕷

骨毒必皆筋肉毛髮爲土隱之餘者而筋骨堅肌肉長氣力倍曰堅筋骨長肌肉倍氣力刀斧所傷爲之金瘡至性涼刀斧傷陽氣洩肉中之水以涼性而重之生水肉滯而爲痺以甘氣之甘味培土氣固陽內藏於土土得陽生至性之偏自解曰金瘡腫解毒服之久人之陽氣平常以於土中運行表裏不息可體輕健而壽綿長曰久服輕身延年

薯蕷氣味甘平無毒主傷中補虛羸除寒熱邪氣

薯蕷　七

輩

氣補中益氣力長肌肉強陰久服耳目聰明不飢（輕身）
延年
薯置又蕷及也此物多籐乎籐色赤蔓延上下
左右根長肥大色白多津並食甚美人多除液
安置土中得太陽大氣運內及外循以表裏上
下左右如籐之蔓延不絕也故命名薯蕷而繫
曰此藥因唐代宗名蕷避諱改為山岳後命名（自系）
山藥薯樂也和也土中之和人身無病甘土
味也平和之無毒得生五緑、在稿煙也瘍損也

羸瘦也預受五陰藏隮寒太陽大氣混生肌
肉瘦削山藥色白淡甘性平培中土中西之氣
思備曰山藥氣味甘平無毒主傷中補虛羸土
以培之陽氣而能歸藏外之肌表不寒不熱陰
陽二氣不備曰除寒熱邪氣土之陰以太陽大
氣混生土受氣益四肢體力增肌肉日盛曰補
中益氣力長肌肉陰以陽化彊於裏陽以陰化
彊於表曰彊陰陰以陽助陽以陰助耳清明身
體輕身健不見衰象乎壽綿長曰耳目聰明輕

由

眼

薯蕷

八

分和飢延年

肉蓯蓉氣味甘微温無毒主五勞七傷補中除莖

中寒熱痛養五藏強陰益精氣多子婦人癥瘕久

服輕身 先去甲用

前擊曰馬精落地所生取治精虛者同氣相求

之義也張隱庵曰馬為火畜精屬水陰蓯蓉感

馬精而生其形似肉氣味甘温蓋稟少陰水火

之氣而歸太陰坤土之藥也土性柔和故有蓯

蓉之名愚按肉屬土生中絡腎為太陽世氣温

土性柔和故有蓯蓉之

名愚按肉蓯蓉感水火

之精之氣肉屬土味甘之稟

土氣浮温無毒訶無五味偏性也平人陰陽氣液運轉半裏經道陰陽之氣從容按度數可以陰陽氣液逢運轉半裏經道陰陽之氣從容按度數可以人或七情有偏表裏陰陽運轉之氣失其從容生病浮上害下陰陽不能相生陰精內耗五土數也勞火炎上也七由子辰數至未辰也傷損也凡情慾過度精神不守陽氣久浮於上不闔午辰後藏戌土藏中土藏之陰失其陽生可陰精內損午火之

生運表裏至〻下五土藏陰氣不得陽運轉半表經道陰陽之氣從容按度數可以陽氣不得陰運轉半裏經道陰陽之氣從容按度數可以如陰土之陰失陽氣逢運轉半表下水陰居裏或逆半裏上嘔吐或逆半裏下下利陽失陰和居表或逆半表上煩躁或火或逆半表下煩躁不得眠表裏陰陽運轉之氣失其從容生病半表半裏上下之分五土藏也勞火炎上也七由子辰數至午辰也傷損也凡陽氣久逆於上不闔

以五藏之精損為之內蓯蓉五 此方情慾過度致精耗真九陽氣久浮於上不闔戌土藏

之數失陰精上助爲之七傷
曰肉蓯蓉氣味甘微溫
無毒主五勞七傷陽氣
內屬戌土中土以陽生
曰補中益中於精與脈
之道路也

午辰復屬戌土屬中爲之五勞陽氣久逆於上
下屬戌土屬中土屬之陰失乎陽生司陰損爲
之七傷曰肉蓯蓉氣味甘微溫無毒主五勞七
傷以地之陰對天之降陽氣內屬戌土中土用
陽生曰補中益中於精與脈之道路也空土屬
失濕也無陽開失陰和也陽失陰氣內屬戌土
中交水之陰以陽生陽氣浮子辰左開子以之
陽以乎陰和精與脈之道路通調益中痛苦自
解曰除益中守無補養生總陽精屬戌土冊土之

陰在陽生陰因陽彊曰陰養生莖彊陰人身之水

陰因太陽大氣內藏戊土中水之陰因太陽大

氣混生丑子辰之正既乎水化精聚於陰股窔

夜半子辰之正既生化不息精是以氣充精壯

令人多子美曰益精氣多子血為陰水亦為陰歸

人陰藏中之血失乎陽運以為癥瘕也血

之陰結於土藏中陽少陰藏中之水失乎陽運

以為癥瘕無假也水之陰結偏土藏中陽少陰

土之藏日因太陽大氣混生水與血因陽日之

肉蓯蓉 十

爾雅翼云地黄生者以水試之浮者名天黄半沉半浮者人黄沉者地黄芐字從下亦趨下之義

地黄多液液之水之陰也施於千土中液少識者抄暴土中液多及誤用之定當敗泄為醫者精心以求乎理切乎可孟浪施之

遲之而癥瘕自解曰掃人癥瘕而內虛戌土日
日而失乎時而分散乾健曰久服輕身
地黄氣味甘寒無毒主折跌絕筋傷中逐血痹填
骨髓長肌肉作湯除寒熱積聚除痹生者尤良久
服輕身不老
爾雅釋草名芐又名地髓甘土味也寒水氣也
地黄甘寒稟土水陰精之偏而至寒而殊之凡
折跌絕筋如中濕以筋脈道閉寒之元而不通
主土水之偏之精能浸潤細通寒曰地黄寒味

甘平無毒主折跌絕傷痛也病土中濁火以
土水無偏之精陰培之曰傷中土中濁火血脈
道路不通以土水無偏之精陰通之曰逐血痺
骨髓得陰中之陽而生之土中濁火陰中之陽
失陰生之以土水無偏之精陰生陰中之陽陰
中陽生則骨髓生曰填骨髓土中濁火陽失陰
助以土味無偏之精陰陰助乎陽長曰長肌肉陽
盪以土中濁火陰陽冒道積之年積聚於裏不以
於表以土水無偏之精陰助陰中之陽盈以表

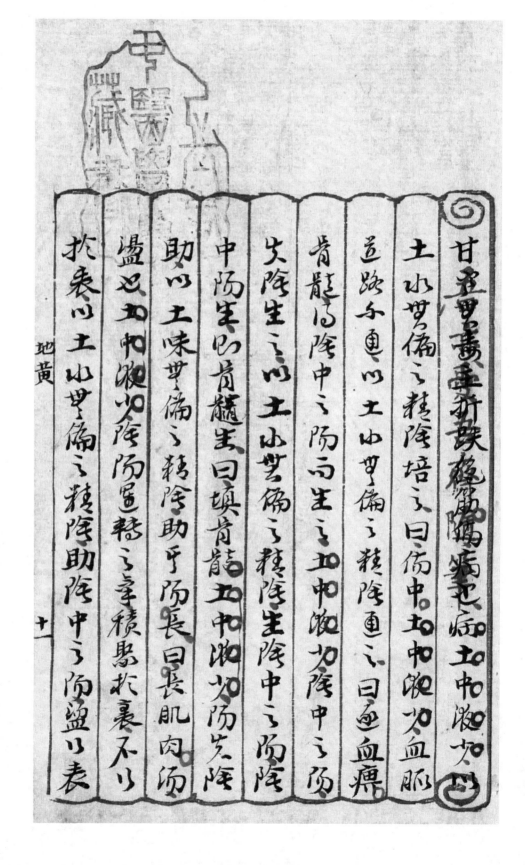

裏經脈之道曰作陽除了並積聚陰陽陽通而
痹除曰除痹人以寒氣稟承陰陽陰陽陽助生
長於裏陽陽陰助生也於表陰陽助降遲穢表
裏生也和知和時曰生其尤良久服輕身不老
天門冬氣味苦平無毒主諸暴風濕偏痹強骨髓
殺三蟲去伏尸久服輕身益氣延年不飢
西北方乾位為天門冬主閉藏陽寒太陽大寒
罡精乃西北方乾位陽寒閉藏土水中行承冬
令內生草木根核條條總純茂葉因天時命名

陰允陽而生

義無瓦家爲節昔蘇咸陰氣時而藏土中二藏

之陰而生以天門冬苦平多液苦降乎陽多液和 液

陽陰陽皆備曰天門冬氣味苦平無毒風陽氣

也濕水氣也陽氣至時而藏陽氣暴浮於外水

之陰精每浮於外陽氣偏外陰氣閉內而為痹 痹

曰諸暴風濕偏陽氣內藏土中二藏之陰得陽

生而骨髓強曰強骨髓能人為保殺三蟲消三

陽之氣至冬令伏藏尸體之內以生乎陰日日

生化而先乎常乎體輕健乎壽綿長陰陽之氣

天門冬　十二

内德土也二德之降乃陰生於子飢曰穀　三德

去伏尺久服輕身益壽延年不飢

麥門冬氣味甘平無毒主心腹結氣傷中傷飽胃

脈絕羸瘦短氣久服輕身不老不飢

附隱庵曰一本橫生根顆連絡或十二枚者有

十四枚者或十五枚者蓋合于人身之十二絡

加任之屏翳督之長彊爲十四絡又加脾之大

絡名大包共十五絡又加胃之大絡名虛里共

十六絡唯聖人能體察之編書通脈絡並曲

古聖口傳授天人合一辨經絡臟腑物理相沿古也
久矣今特表正之以麥門冬甘平多液無偏根
鬚連絡不斷能通達上下四旁令結其脾傷其
復絕其絡皆藉土中之陰而貫通上下也曰麥
門冬氣味甘平無毒主心腹結氣傷中傷飽胃
脈絕以麥門冬甘平多液無偏助脾土之陰據
絡乎陽陽之氣從於土中自能生肌于裏也胃土
陽以陰助乎之氣自不短于表也曰羸瘦短氣陽
氣日之從於土中不失乎常乎身輕曰久服輕

麥門冬　十三

為老少之對也陽氣盛長生少陰之陰陰氣盛
長生少陽之陽陰陽相生表裏曰子老子卯
細辛氣味辛溫無毒主欬逆上氣頭痛腦動百節
拘攣風濕痹痛死肌久服明目利九竅輕身長年
細小也辛辣氣味小而乎大乎偏人以下脾部
小絲之中至小氣內薄能此乎純圓之故命名
細辛曰細辛氣味辛溫無毒欬字象形乃水之
陰欠發乃水之陰欠發上逆氣盛脾部從中沮
礙呼吸升降于內使蔓壅纏生欬致生所細辛

辛溫通經更主華蓋蘇以隨氣欬逆上氣水氣交
蔓經中太陽之氣無浮頭部水陰無浮清陽不
能通達于陰而頭痛陽主動陽氣浮上則降而
降阻之陽動于頭痛形如腦動以細辛之溫通
利幽深突水氣水氣以陽內藏頭部之陰不濡
曰頭痛腦動百節象一陽入二陰中一陽之氣
不內藏二陰藏中關節之陰不溫不利于筋拘
攣曰百節拘攣風陽氣也濕水氣也陽氣外浮
水氣內濡關節之陰閉塞不通而痛肉中之陰

細辛　十四

辛通乎肌故死曰風濕痹痛死肌陽氣土開於目得陰助而明陽氣內蒞戊土中辛先乎常水之陰利得陽曰久服明目陽氣內蒞戊土中辛先乎常水精之陰得陽濡之九竅氣利曰利九竅蠲中之水陰得陽氣運以辛息乎身輕乎壽長曰輕身延年

張隱庵曰宋元祐陳承謂細辛不可過一錢多則氣閉不通令人斃近醫多以此語忌用而辛先辛香之氣豈能閉筆生以經畫實事何毋可多

用方者宜審察此義而隨手掌握手至詳究而遵
信之伊尹之門徑分手經入矣
柴胡氣味苦平無毒主心腹腸胃中結氣飲食積
聚寒熱邪氣推陳致新久服輕身明目益精
秋由發表為收表取葉入藥治病秋取為柴其
食暮春時此草長二三寸許綠色叢茸可愛形
如人之美鬚想此命名之義也柴胡味苦氣平
稟地天中正之氣豐備膽其中正之官入足少
陽膽經樞機之氣以平備也曰柴胡氣味苦平

曹毒。心腹指少陽從裏之經氣也。腸胃指少陽
從表之經氣也。結表裏結也。陰土中陽氣從外
表樞開而少陽陽氣出外，陽失陰和于陽逆表，
而陰氣裏結於裏，陽失陰和于陽裏結於表，以
榮於春半氣經陰要偏和，少陽經樞〻之氣運轉表
裏，表陽得陰，裏得陽，而心腹腸胃中結解，曰主
心腹腸胃中結氣。陽氣從外表樞闔而從陰土
之中，而飲食積聚之陰得陽氣益運，氣積聚之陰
自解，亦得陽氣以脩得脾得繹脾運轉表裏氣和

千金曰破素積累之神陰陽寒暑寒暑一氣美物與
新柴胡為地之主金之正氣推陳腐以致新也
日推陳致新陰陽之氣開和闔四維土中水
氣流以表陽為陰陽而目明裏陰為陽生而精
益曰久服輕身明目益精
按經文言黃汗仲聖用至八兩之多可見性
緩乎者多用功緩必須重用也
憶幼時紅巾亂後至合時在暮春至古城山右
柴胡 十六
忽聞清氣撲鼻而搖見是江蘆青葉之氣向

左右農人曰是柴胡之柔弱也恍悟之憶時隱
庵君曰柴胡柔弱直透九霄為少陽經樞轄
之妙品今人言柴胡發汗升陽此語千古恪自
何今余十餘年前方中用柴胡五錢用之以老
虎食人決千敢服歷驗二十餘年人人服之病
病無不應何見大膽之名無老虎食人議矣
黃連氣味苦寒無毒主熱氣目痛眥傷淚出明目
腸澼腹痛下利婦人陰中腫痛久服令人不忘
人分肌肉屬土形依坐地緩立[illegible]

瞑也火土無陰陽不得陽氣陰闔午闔運以表裏藏
繚午陰苦火味也守之水氣也人病陽氣逆午衣
逆土午降以黃連味苦降之固陽氣闔午內莅
戊土之中外燥守之水冬令合地天陰陽開闔也
備曰黃連氣味苦寒主熱陽氣也陽氣逆上
午降兩目失陰通之而痛曰熱氣目痛陽氣逆
上午降目內眥外眥之肌膚氣火敗傷曰眥傷
陽氣逆上午降目睫內瞑中之水午絡內逆而
泣淚出曰淚出陽氣得苦味從午辰下降內莅

黃連　十七

戌土刻水中子水之陰隔陽氣並運上注於目而目眩曰眩目游腸外間之水也陽氣逆上不降腸外間之水不得陽氣不來復腹中腹中陰失陽重而痛水之陰失陽氣濕子辰土氣而下利曰腸游腹痛下利陽氣逆上不降左下之陰氣不通而降中經痛曰歸人陰中睡痛陽氣日日酉平辰內園藏戌土中不失平常土水中陰陽之氣和上人之腦髓隨氣充達乃不忘曰久服令人不忘

竹生紀事之册

防風氣味甘溫無毒主治大風頭眩痛惡風風邪目盲無所見風行周身骨節疼痛久服輕身

防禦防也風陽氣也命名防風者禦陽陽氣外洩也聖人列在上品命人長服也人身陽氣合陰遇以表裏以地之陰和之天之陽固之而陽氣乎浮陽氣外浮脾土失溫以甘溫氣味溫養土氣土以溫浮外之陽內固而無偏曰防風氣味甘溫無毒主大風三字誤人身之表主太陽大氣圓甲辰內藏戊土充水中生乎陰陽以外

防風　十八

弦脉曰主大風眩暈也陽氣浮上失天之陰固之地之陰和之陽氣眩暈於上頭部之陰失陽通之而痛曰頭眩痛陽氣外浮肌體之陰失陽衛之而畏風曰惡風陽甚陰不收陰甚陽不收陽氣偏浮於外左下之陰失陽氣蓋置滋孕辰生以陽失陰溢陽失陰收致兩目甚光不能視物曰風邪目盲甚既見陽氣偏以於外不在於內因身骨節之陰失乎陽通而疼痛曰風以周身骨節疼痛陽氣偏盛不能行筋陰陽通世以表

表苧穿莊蘿回交癩莊陵箄

續斷氣味苦微溫無毒主傷寒補不足金瘡癰瘍

折跌續筋骨婦人乳難久服益氣力

續斷之形具肉具筋也人具筋在肉色葉學具

稟水大潤色也氣味苦溫無偏能生水土之陰

陰以陽明生曰續斷氣味苦微溫無毒傷接也

寒之冬氣也陽氣閉于辰壬藏戊土虧水中時也

冬氣當寒壬寒戊土虧水之陰壬是主苦溫氣

味降之陽氣內藏水土之陰以陽氣溫生曰主

傷寒補不足是刀斧傷肌肉之絲絡之根以續斷
苦溫氣味生水土之陰續乎絲絡土之陰而
生瘡口即合壅塞之陰以陽內以癰瘍自得土
水以溫筋骨氣續曰金瘡癰瘍折跌續筋骨乳
滯囊中藉苦溫之氣味助水土之陽厥陰木氣條
達於左而通乳中之滯曰婦人乳難水土中陽
氣產之子失乎常而氣力益曰久服益氣力
牛膝氣味苦酸無毒主寒濕痿痹四肢拘攣膝痛
不可屈伸逐血氣傷熱火爛墮（墮）胎久服輕身耐老

牛膝丑土生與癸辛苦辛藏筆乃膝尺此草字之
根以陽（陰）氣滋達以交紐（丑）土而透入土最深者尺
餘許據此草象形命名也苦次火味酸次木味
字次冬氣濕次水氣冬令陽氣內藏左外之水
陰陰陽氣藏冬藏千備水火氣滋居內生乙木
根核之陰木氣疏泄痿痺千通達之陰自通曰牛
膝氣味苦酸無毒主寒濕痿痺四肢屈縮諸筋
屬肝肝乙木也陽氣內藏戌土乙木之陰以陽
濕通以陰柔潤根核暢於裏四肢不拘曰四肢

牛膝　二十

拘攣。陽氣内陷戌土膝尸之陰陽陽通之膝尸
氣利屈伸便矣。曰膝痛而不屈伸。凡肌膚熱湯
火傷而純涼治。以以涼治血氣滯外小液滯内
必來敗瘡。以牛膝苦酸性平和陽氣内陷戌土
中外之血氣而滯内之小液而濇傷熱火爛以
愈。曰逐血氣傷熱火爛。苦酸之味通泄通泄以
陰陰通其胎失養。曰墮胎。陽陷不失其常陰
陽之氣和利表裏陰經氣健不覺老形日久服
輕身耐老。

竹生紀事之冊

巴戟天氣味甘微溫無毒主大風邪氣陰痿不起
彊筋骨安五藏補中增志益氣
戟天二字皆指金氣也太陽大氣外以天之金氣
固之內臟戌土亦而中而土之陰以陽內生而甘
味內含陽臟而土中而土之陰氣無偏曰巴戟天
氣味甘微溫無毒大風指太陽大氣也人身之陰
以太陽大氣以肺脾二臟太陰大氣固之守之密
轉表裏周流不息為主曰主大風陽氣固臟陰中
宗
乙木之陰以陽升氣絡以筋而陰痿起曰邪氣陰

巴戟天　三十一

痿子起陰中陽陽乙木子水之陰陽于陽助而筋
骨氣健曰強筋骨陽藏土藏中四肢重木水火之
氣運乃皆安曰安五藏土陽陽宜曰補中水陽陽
助曰增志益氣。
石斛氣味甘平無毒主傷中除痹下氣補五藏虛勞
羸瘦強陰益精久服厚腸胃
子辰陰陽陽開陽陽陰氣生助申辰陽陽陰閉陰
陽陽氣生助陰陽之氣而斛得子量出得申量入
此石斛命名也甘備土味土德而斛者從陰斛于

芝蘭禁生杜蘭石蓫味甘平無毒主傷中陽

脾土中陰以陽通而痺自除曰除痺下之陰以陽

脾主脾之陰升而交于天不失上曰下氣補五臟虛勞

脾土之陰以陽生胃土之陽以陰生表裏肌肉升

瘦曰羸瘦陰以陽而內固而陰強陰以陽而內生

而精益曰強陰益精腸暢也胃徹也陽而內脾土中

益

通暢裏陰益表不失于常而外徹之陽而充足曰

久服厚腸胃

澤瀉　二十二

澤瀉氣味甘寒無毒主風寒濕痺乳難養五藏益氣

甚下行之性滑
澤瀉利水上行
滑利水下行也

瀉氣味甘寒無毒主風寒濕痹乳難養五臟益氣
土輸而澤瀉下啟水降土輸寒濕之降自能曰澤
土之燥陽氣浮上注下降濕之降乎從子衣之左
注下之水澤瀉能輸降土中水降之精氣土滿陽
輸也甘由土味寒次水氣風由陽寒退由降土中
今人以鹽水拌炒恐反掣于肘矣澤水之鍾也瀉
此物形圓一莖直土曲下行之性故有功效如此
能行水土
力肥健消水久服耳目聰明不飢延年輕身面生光

陽舉厥精爲棠朱黃乙絲隨擇學陰乃左上之陽氣
内藏土中注下之水土輸乙木之陰暢達於表陽
以成土也戊土之陽乃陰柔和而亂悉從曰亂羅
養生也五土藏也土中之水土輸陽氣内藏土乃
陽生陰乃陽益而氣力增肌肉肥健土中水陰乃
陽内釋而水氣浮以曰養五藏益氣力肥健消水
耳目之陽乃水之陰涵不失乎常耳目聰明曰久
服耳目聰以陰土乃陽健陽土乃陰健王氣千歲
曰不飢水之陰精乃火之陽精濯溉周身守壽綿

澤寫

廿三

子水之月十一月也
未土之月六月也

長肉肌輕健曰延年輕身面生光澤是陽乃於表
陽陰中之陰澤之陰乃於裏陽陽中之陽澤之曰
面生光能乃水土
五味子氣味酸溫無毒主益氣欬逆上氣勞傷羸瘦
補不足彊陰益男子精
五土數也戊土之陰陽太陽大氣溫生生之子水之
月左用也長夏未土之月萬物之實之味皆生已
此矣五味子味酸氣溫生太陽之氣居也内庇生
乙木根核之陰中之偉味仁酸性提要之故曰五味子

水氣東 能解結 浮上行

氣味酸溫甘無毒陽藏陰中金生亥子之水陰用
用於子以助其陽曰主益氣亥水之陰欠藏逆半
裏氣逆阻礙左上之陽氣下降以五味子之溫以
以其水酸味以斂其陽陽氣內藏水歸於亥其氣
不逆其欬即已曰欬逆上氣陽氣失上于藏中土
設之勞而中土氣損肌肉不生而瘦削以五味子
酸溫斂陽氣內藏中土溫生其陰曰勞傷羸瘦補
不足陽氣內藏土水陰生其陰彊曰彊陰陽氣內
藏子水藏中之陰得陽生之而陰精受益曰益男

五味子　二五

手精

薏苡仁氣味甘微寒無毒主筋急拘攣不可屈伸久
風濕痹下氣久服輕身益氣

意米可見而象因形以會其意也薏苡仁色白主
金氣淡甘能通降土之陰流空能和陰中之陽氣
以於左而上升能和陽中之陰氣以於右而下降
仁主木氣木氣春氣也諸筋屬肝金足之筋失陽
氣溫之而筋拘攣不能屈伸木之根核得春溫之
和氣而生陰液得備陽益救濟而豈對于撤溫養

不拘攣而能屈伸稟陰金氣陰氣陽氣以拘右
而下降于筋濕養而拘不攣自能屈伸曰薏苡仁
氣味甘微寒無毒主筋急拘攣不可屈伸陽氣久
浮於外陰濕之氣閉內而不通以秋令之金氣和陽
下降內蓄戊土閉內之陰自通曰久風濕痺下氣
陽蓄戊土中而失于常于身輕健而氣益曰久服
輕身益氣

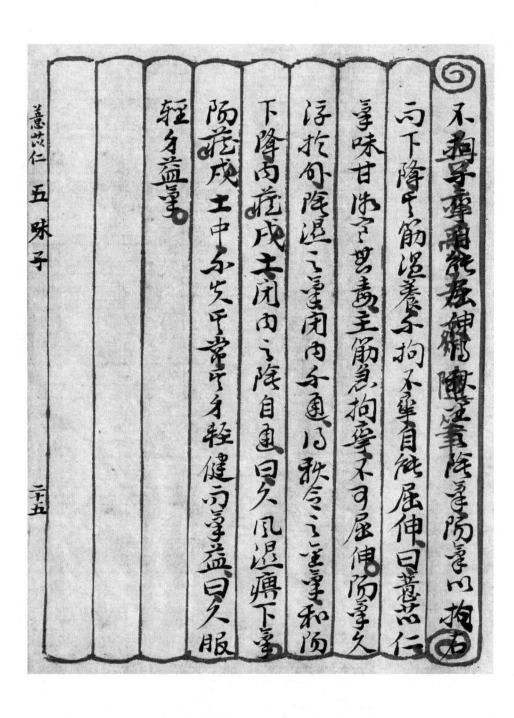

竹生纪事之册

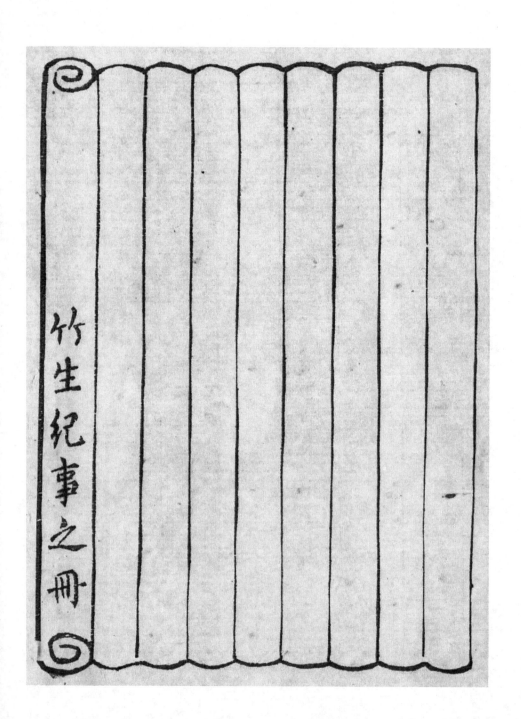

神農本草經指歸卷 齋隨筆

上品

菟絲子氣味辛平無毒主續絕傷補不足益氣力肥健人汁去面䵟久服明目輕身延年

菟絲子生豆田豆苗上無根無葉有藤如黃絲纏繞豆苗無絲也之速如禾去之數日間沒田豆苗上皆是豆至秋收時無絲上結實其形如菜子菟絲之子辛平稟秋金正令無偏曰菟絲子辛味辛平無毒無子多液如脂肉中支絡液操辛血運

乃手護主葱血之子之脂液攝護支絡中陽氣運乃
手腕曰主護腕傷人之脂膏乃陰陽氣液充足土
中脂膏內生以葱絲子多脂和陽氣內藏戌土中
土中陰陽氣足以脂膏生曰福不足肥壅也脂膏
生以肌肉壅陽氣運乃經絡之中陽乃陰助以散陰乃陽
壅氣乾健曰益氣力肥健人肺主氣也人之皮膚
膚主血濕潤為燥凡膚乃潤以生其氣以葱血
子汁潤乎面膚膚潤生氣自除曰汁去面肺陽氣
藏戌土中手太乎脾土生陰絡通陽氣生土補於胃

以蓮助木爲兩爲陽爲律陰隨陽動陰以末表陽助也

身輕健延壽綿長曰久服明目輕身延年

葳蕤氣味甘平無毒主中風暴熱不能動搖跌筋結肉諸不足久服去面黑䵟好顏色潤澤輕身不老

中風以讀風爲陽邪也熱亦陽邪也跌筋筋不柔和也結肉肉無膏澤也土中陰少陽氣運錯表裏瘁以於外而成熱陽餘之筋失陰柔潤不能動搖肉中之陽無膏潤澤而形枯諸證皆屬陰土之陰不足也以葳蕤甘平多陰培土之陰外和表裏之陽

潤筋肉關節中氣漯曰葳蕤氣味甘平無毒主中
風暴熱不能動搖跌筋結肉諸不足防陽陰助陰
陽防助面部黑氣除顏色美好身輕健不見老形
曰久服去面黑䵟好顏色潤澤輕身不老
又曰陰柔之品豈堪登聖用人治土中液枯消涸絶
之收用自李時珍始之定之燥用代參耆之說時
醫信以補劑虛證伏此百無一生然乎誰職邪
沙參氣味苦微寒無毒主血結驚氣除寒熱補中益
肺氣

竹生紀事之冊

沙參品〻兩種大高鰻毋隨南參沙瘦而老者名北
沙參南沙參嚼之乎味淡甘後苦北沙參嚼之乎
味淡甘而苦後黏慝神農本經所云味苦後寒是
今之南沙參也苦大味寒小氣後苦稟秋夏之火
氣而生後寒稟秋冬之水氣而生氣味無偏曰沙
參氣味苦後寒無毒血稟午正陰轉之漸陽化
之而為血陽氣逆上而血氣裹結不右以主沙參
味苦後寒和陽氣右以而血隨之爾以裹結之血
自得午火之陽以陰消之生神志不驚曰主血結

沙參　三

驚氣除去也寒水氣也熱火氣也陽得水之陰氣
外固去莊於裏寒為冬令與土水之陰得陽生助
中氣交益陰得火之陽氣內助外廂於表熱為夏
令與木火之陽得陰生助肺氣交益曰除寒熱補
中益肺氣

遠志氣味苦溫無毒主欬逆傷中補不足除邪氣利
九竅益智慧耳目聰明不忘彊志倍力久服輕身不
老

腎為水藏水得心攸竭氣經惠與腎遠志益心為

花交自骨體發痿躄隨之筆志益肝為木花木

自脾土之陰氣生之之肝志益肺為金花金自土

之陽氣生之之肺志益脾為土花土自心火之陽

氣生之之土志益怒遠志命名之義也苦火味也

温養氣也火逆於上自苦味降之之内花小陷於

下自木之養氣温升之外开小火升降之氣無偏

曰遠志氣苦味溫無毒矣小之陰欠花留其裏氣遠

為痰飲阻礙呼吸升降氣逆而欬上之火内花土

中土自火生不足之土氣之交益而遠志苦温無偏

遠志　四

降逆上之火内應土中土同火生氣道中痰飲同
陽運以欬逆自愈中土氣生不足之土氣益曰主
欬逆傷中補手足火陽氣也陽氣備上而九竅出
利陽氣内應胃備而九竅同而陰精濡潤而利曰
除邪利九竅陽氣内應達表下陰同陽而陰助陽
周身表上陽同陰而陰陽血氣流暢表裏五應之
志清明耳目之陽同陰清之視周之及憶之手足
曰益志慧耳目聰明手足陽氣内應手足而常而
五應之志明强氣功倍鑱身纏輕健通顏耀色不

衰白軀志智力安服輕隨不老

菖蒲氣味辛溫無毒主風寒溼痹欬逆上氣開心孔補
五藏通九竅明耳目出音聲主耳聾癰瘡溫腸胃止
小便利久服輕身不忘不迷惑延年益心智高志不老
菖蒲以秋金氣正司味辛無偏以春木氣正司氣
溫無偏曰菖蒲氣味辛溫無毒風陽氣也寒溼陰
氣也痹不通也陽氣偏外不足於內不降土之陰
閉塞不通以菖蒲辛溫不偏之氣味內通不降陰
乃陽通而痹絡曰主風寒溼痹欬逆水之陰欠藏及

菖蒲 五

痰水飲阻礙氣道至上陽氣不降氣逆而致以菖
蒲辛溫氣道中痰飲曰致逆上氣心為土藏亦
火藏土藏陰寒陽氣不足以通之而菖蒲辛溫氣
味通之陽氣內藏土藏中土得陽生曰開心孔補
五藏土之陰得而通九竅得陰精濡潤而利上之
竅陽得陰而下之竅陰得陽利音聲出於口耳竅
達明千聞曰通九竅明耳目出音聲主耳聾癰瘡
壅也水氣壅塞肉中而成癰瘡得辛溫氣味通則
肉中水壅去之壅癰自解癰瘍瘡毒害裏也博指瘍

土者表也然生土者陽輝隨陽隂所用於表乎也
於下陽土以隂和之乎陽内周於裏乎逆於上曰
癰瘡腸胃止小便利陽氣内從土中乎及久乎常
表裏隂陽氣利隂以陽明記乃乎忘而神志乎惑
陽以隂明而神志乎迷曰久服輕身乎忘乎迷惑
延引也年延也隂以陽引氣子辰而進於表陽以
隂引氣午辰而延於裏腎藏智智指腎藏之隂也
心之陽以腎藏之隂助之而心志生腎之隂以心
藏之陽助之而腎智生水之隂氣浸子辰之左土

以心之志安心之陽以陰助之從午夜之右下以
老陽內發戊土生子小中之陽為遠火曰延年益
心智高志不老

赤箭氣味辛溫無毒主殺鬼精物蠱毒惡氣久服益
氣力長陰肥健

赤箭氣味辛溫無毒根名天麻氣味甘平無毒赤
色陽氣也辛金以陰中陽氣土生形為箭之直
故以箭名也辛金味也溫木氣也辛金土生以毒
令生氣之正秋令收氣生經之氣正直無偏頗能

殺陰精赤惡氣物曰隸隱氣穢卑濁毋毒主殺鬼
精物蠱毒也惡氣不正之氣也天產生產產氣虛
並生於黃土中陽氣不足侵天之並氣共處故以
天產名也人之土中陽氣不足生氣不處於外乎
性多能而志感以天產味甘氣益培不足之土氣
土氣以培生氣益陽以生氣外固陰土之陰以
陽內以陰陽並精表裏氣正無偏多疑志感之病
自除曰蠱毒惡氣陽氣日旺成土中不失乎常而
陰土之陰以益陰土陽遍內中氣堅體輕曰久服

益氣力，陰肥健。

車前子，氣味甘寒，無毒。主氣癃，止痛，利水道，通小便，除濕痹，久服輕身耐老。

按爾雅云：芣苢，馬舄。牛遺，車前。陸璣詩疏云：此草好生道旁及牛馬跡中，故有車前、當道、馬舄、牛遺之名。舄，足履也。癃，病也。罷同疲。甘，土味也。寒，水氣也。土中所蓄之神疲，水滯於土，不通而痛，主車前子氣味甘寒，滑利，入土中以利乎氣，土氣通利，水氣游行而痛止，以久服神健，曰輕，萬年氣味甘寒苦

毒主寒痙止痛利血氣道除復寒裏也半夏裏下陰土

之陰通利水津陽門濕痹自緩曰通小便除濕痹

而氣健運土中水氣圓轉表裏于失平常身輕

健面色于兒老形曰久服輕身耐老

羌活一名獨活氣味苦甘辛無毒主風寒所擊金瘡

止痛奔豚癇痙女子疝瘕久服輕身耐老

羌活出於西羌羌因地名亦名獨活今藥舖中獨

活乃江淮間所出之水白芷也市人以充獨活而

害匪淺殊于先獨活即羌活也人又疑羌活獨活

車前子

八

是兩種差也居西北乎土最厚既出之物氣味亦厚陰與陽謂之獨陽與陰各謂之獨者物根核之陰皆生於土陰與陽生乎陰獨土之陰以陽生以活於裏而亦獨根核暢茂土中之小陰以陽氣運以營于辰左開乎陽以陰生謂以活於表而亦獨枝葉暢茂總獨活二字以命名之厚原也苦與火味甘與土味辛與金味土以火生火以金固氣味與偏土失火生火失金固陽氣于內莊成土中而偏外受小之陰氣伸支舒緩於瘡口排膿生主

苦甘辛重味和陽氣獨內踰戌土主中字水々陰々陽
運以肌肉々陰陽午陽土瘡口自合午痛自己曰
獨活氣味苦甘辛無毒主風字癸擊土瘡止痛豚
指癸水々陰也字水々陰滞小腹中午陰子
辰左以由半裏下土奔半裏上化痛以苦甘辛氣
味運戌土癸水々陰陰子辰左以午痛自己曰奔
豚癇閒也痙筋中病也癇痙謂手足々筋抽掣時
止時作字水々陰外和手足々陽陽陽陰柔陰陽
陽運午痙自己曰癇痙疝痛也癥瘕也字水々陰

羌活　九

尒以于陰𠇗陰内結聚瘕陰失陽通而痛以獨活
苦甘辛拿味還以中陰淫子衣左以疝瘕解于痛
已曰女子疝瘕陽拿内𧄍千失于常裏之陰以陽
星以於表表之陽以陰運以於裏于身輕健千見
衰形曰久服輕身耐老
升麻氣味甘苦平微寒無毒主解百毒殺百精老物
殃鬼辟瘟疫瘴氣邪氣蠱毒入口皆吐出中惡腹痛
時氣毒癘頭痛寒熱風腫諸毒喉痛口瘡久服不夭
輕身延年

竹生纪事之冊

釋名周麻鬼臉雞骨陰麻氣性上升而名按張
揖廣雅及吳普本草並名升麻一名周升麻以周
或指周地、而今人呼川升麻之義今別錄作周麻
允首文即脫誤也、甘土味苦火味寒、水氣凡毒並
五味五性之偏也、五味五性之偏得陽氣而成
土中土中水陰得太陽大氣而盡可偏即解百毒
故謂人多陽大氣入二陰中陰陽之氣不偏表裏
百病自解、曰升麻氣味甘苦平微寒無毒主解百
毒殺克也、精物一也、老少之對也、殃禍也、鬼陰也

升麻 十

地天二陰克制一陽大氣內藏成土中之陽之精
氣者下內以生裏下萬物之形老而益少外以生
表上萬物之形少而益老陰邪之氣得天之太陽
大氣內運作禍之陰即解曰殺百精老物殃鬼辟
指天之太陽大氣也瘟疫邪氣蠱毒皆係陰厲矣
正之氣得天之太陽大氣內藏成土中流陰得陽
運乃飲陰黏涎即從口吐出感氣之言自己曰辟
瘟疫瘴氣邪氣蠱毒入口皆吐出得腹中之陰失
陽氣溫運于腹即痛以生痢疳蠱氣乘之昧和陽

氣血藏寒中熱痛陽隨腹痛自已曰中惡腹痛
時氣毒癘四字謂春令應溫夏令應熱
秋令應涼冬令應寒此為時氣毒癘也
以甘苦氣平之味和陽氣內從戊土中降陽轉運
表裏不失四時之序即解曰時氣毒癘轉部之降
失陽氣運之而痛解之降失子辰外開之陽衛之
而寒于陽失午辰內闔之降固之而熱以甘苦氣
平之味和陽氣內從戊土中轉部降以陽運解之
降以陽衛外之陽以降內守轉痛寒熱自已曰轉

升麻

十一

痛寒熱風陽氣也陽氣浮外手足於內裹之少陰
外滯內中而經乃陽氣內藏戊土中小腸陽暢者
經自消曰風經諸於也於陽氣偏外陰氣偏內喉
失天氣清降而喉痛陽氣偏外陰氣鬱內而生口
瘡乃陽氣內藏土中天氣清降地氣溫升而喉瘡瘡
自愈曰諸毒喉痛口瘡陽氣內藏戊土中不失者
常戊土之降精土氣者人樂天者體輕健者壽綿
長曰久服樂天輕身延年
茵陳蒿氣味苦平微寒無毒主風濕寒熱邪氣熱結

黄疸久服輕身益氣耐老面白悅長年白兔食之仙
陈布也列也立春至立夏九十日此为春三月也
春气浮降而阳开发冬时闭藏之水气发扬布列
半表天之太阳大气次第借降土之水气土气柔着
物以荣此为之发陈也茵陈因舊苗乃冬令闭藏
之水降和天之太阳大气借以发扬布列於表而
外荣故名茵陈也茵陈味苦性平禀春初之阳气
借冬令闭藏之水降土升而生气味備曰茵陈气
味苦平除了世毒風陽氣也濕水氣也邪氣陰陽

茵陳蒿

十二

之氣皆偏表裏也陽氣偏外不閉藏戌土中土中
水濕之陰升于子辰左開外助其陽與燥寒偏外
之陽氣升于午辰右闔內濕其陰與燥熱陰氣偏
裏陽氣偏表其陽土陽氣外結陰土陰氣內結土
火水榮與由黃疸以茵陳味苦氣平外和陽氣內
藏戌土中以運水土之陰水氣升于子辰左升土以
水榮與黃解曰主風濕寒熱邪氣熱結黃疸陰陽
之氣和於表裏升火其常陰土以陽益之於裏陽
土以陰益之於表使身輕健行壯面顏色皆與恰

呼壽綿長曰夭服輕身隨氣對老面白悅長年兎
乃純陰之物兼食陰中之氣故白兎食之亦仙曰
白兎食之仙
甘菊花氣味苦平無毒主諸風頭眩腫痛目欲脫淚
出皮膚死肌惡風濕痹久服利血氣輕身耐老延年
菊本乃夏令火氣而長本之味苦花乃秋令金氣而
中生氣平季秋之令天之金氣充足於表太陰大氣
應癸戌土中黃之備曰甘菊之氣味苦平無毒風陰
氣也人病陰氣浮上失天之金氣固之內應戌土

甘菊花　十三

至陽氣眩上司頭々眉肌浮氣經陽氣眩上頭々眉頭、
部中々水氣爲亮於上每目經々經形如明々脫眼
淚最多主菊花氣味苦平無々偏上固陽氣下降陽
降至上々水亦降和陽氣內旋戌土中々司頭眩目
經頭脫淚多為愈曰主洩風頭眩經痛目頭々脫淚
出皮膚々至肌肉膚去土中陽氣外浮至不內固 氣
土失陽氣溫生々肌髮死曰皮膚々至氣不固毛 死肌皮膚
竅出腠曰惡風陽氣浮外土中水陰失陽氣溫運
司痹曰濕痹陽旋佈失生當調身氣利血攝陽同

陰助陽損藥助益氣輕健不見衰形而壽綿長曰

久服利血氣輕身耐老延年

龍膽氣味苦澀大寒無毒主骨間寒熱驚癇邪氣續

絶傷定五藏殺蠱毒

龍感天之陽氣升降龍至春令感陽氣上升以行

雨至秋令感陽氣下降而潛淵以生陰人身陽氣

至秋亦感天之太陽之氣至秋令潛藏水土藏中

骨屬水得陽氣內藏于水方生陽氣下潛藏水土

藏中下至冬令陽亦潛藏骨間水氣亦混而空浮

外之陽而熱外之陽失天之金氣固之水土之陰精濕之于陽並上而驚于驚時作時止以乾膽苦味降之澀味收之從太陽大氣水土從中外生冬令水土從中之陰闔陽內生而水濕木火之陽濕陰外濕而並清于熱驚痛自已曰乾膽氣味苦澀大寒無毒主肩間寒熱驚痛陽和內從水土從中于陽氣偏外陰氣偏內曰邪氣陽氣偏外表裏左升右降之陽降而和陰水土從中之陰和生以乾膽苦澀氣味固太陽之陽運逐土從東來毋闔陽

此蠱毒如易經中之
蠱卦巽下艮上

生陽開乃臍揆土藏氣陰揆氣傷定五藏生之陰
氣固陽內藏水土藏中之陰乃陽氣由下左升偏
下之陰自得曰殺蠱毒
紫蘇氣味辛微溫無毒主下氣殺穀除飲食辟口臭
去邪毒辟惡氣久服通神明輕身耐老 莖葉氣味同
凡物乃水火間色之正乎色紫紫蘇乃出微受耿
火正色正氣司生乎性舒暢無偏故名紫蘇也曰
紫蘇氣味辛微溫無毒肺為辛金辛金乃陽氣內
固藏戊土中司生此謂之辛金也乃水土中之陽

紫蘇

十五

氣從子辰之左上溫外固四隅此說之原金也肺
金行水中陽氣上溫降令之氣充足肺金少溫降
令之氣不足喉中之氣不利若有物窒之形如炙
臠以紫蘇辛溫氣味助肺金氣降曰主下氣殺克
也人之肺金護固周身如釜上之蓋窒固也飲食
入胃肺金護固之陽氣有備脾陽陰健不能克化
水穀之陰以紫蘇辛溫氣味助肺金護固之陽氣
克化水穀之陰穀熟自有五味溢外其味自除曰殺
穀除飲食辟口臭竹中篇附編重寡延之臍自解

志者日通因安稱毒稱隱志氣和中陽升而先天平常
陽乃陰助之神明於表陰乃陽助之神明於裏平
身輕健而不覺老形曰久服通神明輕身耐老
藕實莖氣味甘平主補中養神益氣力除百疾久服
輕身耐老不饑延年
時珍曰爾雅以荷爲根名韓氏以荷爲葉名陸機
以荷爲莖名按莖乃負葉者也負荷之義當從
陸說蓮實釋名藕實藕實即蓮子也蓮者連也花
實相連而出也藕實禀長夏土旺之氣開花結實

脾土氣實而可食之
飲食之胃腹中之渴氣
不能左運于胃腹化渡

為土之正味為甘為秋金實熟為氣平曰藕實莖
氣味甘平凡人之中靈為土味增之為神為于益
矣曰主補中養神中土為陽氣內藏於裏陰土門
陽益陽氣外用於表陽土為陰益為肢體力生曰
益氣力一陽之氣入二陰中轉運表裏氣血流暢
諸疾而生曰除百疾一陽之氣入二陰中轉運表
裏而出于常于體輕健于形而老曰久服輕身耐
老土為一陽之氣還生陰而靈裏為形而饑陽土同
陰生陽而靈表為體而饑（日不饑）延年事之冊

雞頭實 氣味甘平無毒主濕痺腰脊膝痛補中除
暴疾益精氣強志令耳目聰明久服輕身不饑耐老
神仙
芡葉三月生葉貼水大於荷葉皺文有刺面青背
紫莖有刺莖長丈餘中有孔有絲五六月生
紫花花開向日結苞外有青刺如蝟形如雞頭
有嘴苞如雞喙故名雞頭內之仁名芡可濟荒年
芡歟同故又謂之芡實甘土味平濟秋金得長夏
土旺之時內之仁生故味甘甘偏至秋令實熟而

雞頭實 十七

氣平濇無毒。曰雞頭實，氣味甘平濇無毒，得與水氣
也。得閉寒也。秋令天之太陽大氣乃從氣固陽內
從戌土。從中表裏水濕之陰乃陽運以司閉通腰
脊膝之陰乃太陽大氣從子辰左開從表腰脊膝
之陰乃陽運之司痛得。曰主濕痹腰脊膝痛。陽從
戌土。從中土之陰乃陽生陰乃陽運暴病之陰運
以。曰補中除暴疾。水從中乃陽司水之陰精氣益
司腎之志在彊，陽氣上開耳目之竅乃陰陽之司
清明。曰益精氣，彊志，令耳目聰明。太陽天氣從戌

土生萬物常養萬物獨陽無偏事利身輕健不見饑形體耐老健身神仙曰久服輕身不饑耐老神仙

黑脂麻氣味甘平無毒主傷中虛羸補五內益氣力生長肌肉填髓腦久服輕身不老色黑尤良

釋名巨勝弘景曰胡麻八穀之中惟此為良巨勝大也本生大宛故名胡麻又以莖方者為巨勝圓者為胡麻胡麻即脂麻也都以莖者為良生於夏月得土旺之時而長故味甘無偏秋月開花結實

陽秋令主氣而寒熱故氣平甘之偏、曰至脂膚氣味
甘平甘之毒傷損也、中中土也、五土數也、五內指土
藏中之陰能內守乎陽也、土之陰氣失陽生之陰
土不潤而枯燥肌肉瘦損以至脂膚甘平甘之偏潤
陰土之枯燥陰土得潤能守乎陽之內土藏中陰
土之陰得陽生之陽開子辰陰隨陽氣而開子辰
陽土之陽得陰生之陰陽之氣運轉表裏和生而
氣力日增肌肉日長髓腦日生、曰主傷中虛羸補
五內益氣力生長肌肉鎮髓腦、助養陰土藏中不

失黑髮常存，禽獸生黑髮，陰陽健筆形千老，曰久服輕
身千老。黑色者最良，曰色黑尤良。
益母花子氣味辛甘微温無毒，主明目益精，除水氣，
久服輕身。
釋名益母、爾雅名萑，注云今茺蔚子也，又名益母。
陸璣云萑益母也，曾子見之感思，故名益母也。按益
母益子氣味辛甘微温無毒，辛金味，甘土味，温木
氣。太陽大氣所以天之生氣固之，內應戌土應中
土，以火生而母備金之母，以平之益矣，而應戌土應

益母花子　十九

中宮乃土生之無偏水之母乃平益矣陽經戊土
經中水乃陽氣混逼木乃水生之無偏木之母乃
平益矣陽經戊土經中木之根核乃陽氣混養火
乃木生之無偏火之母乃平益矣陽經戊土經中
土乃火生之無偏土之母乃平益矣曰益母玄子
氣味辛甘微温無毒陽經戊土經中水之降乃陽
生陽氣土開於目陽乃降助之明降乃陽益之生
曰主明目益精陽經戊土經中水之降乃陽還凡
曰除水氣陽經戊土經中坐令從兵害陰乃腸氣陽

乃陰圖泰承發貢參徹轉陰不筆

茜草氣味苦寒無毒主寒濕風痹黃疸補中

釋名蒨茅蒐茹藘弘景曰此即今之染絳茜草也

苦火味之冬氣苦味主降冬之主閉藏太陰大氣內

藏戌土藏中外出冬令氣候出之偏曰茜草氣味苦

寒出毒寒冬氣濕水氣風陽氣痹閉塞千里陽氣

外浮不內藏戌土藏中緼土胃水二藏之降寒而

少濕陽氣外浮緼土胃水二藏之降內閉寒土水

之降而純陰子辰左開外榮於表土火水榮而為

茜草　二十

穿退風痹黃疸 曰主穿退風痹黃疸防風内症戌
土症中土乃大生内閉自得乎外榮黃疸自愈
曰補中
伏靈氣味甘平無毒主胸脅逆氣憂恚驚邪恐悸心
下結痛寒熱煩滿欬逆口焦舌乾利小便久服安魂
養神不饑延年 今茯苓二字省文也
釋名伏靈史記龜策傳謂伏靈蓋松靈氣伏結土
中而生故謂之伏靈伏神也伏其伏症也靈其謂
太陽大氣伏症土中伸其精靈也甘平味稟之和

陽氣伏藏土中之陽伏藏土中之氣和平無偏曰
伏靈氣味甘平無毒胃肺之部巽脅肝之部巽肺
金之土氣從生下之金氣樞轉條達不逆於清降肝木
得土氣從生之氣樞轉條達不逆於兩脅以伏靈
甘平味淡通降土之陰伏藏陽氣曰主胃脅逆氣
憂恚也思也恚悵也太陽大氣不內伏戌土藏中
肺恚失治木恚不達則愁思悵恐午火之陽失交
水之陰土濕則驚懼心悸以伏靈甘平味淡通降
土之陰和陽氣內伏則憂恚驚邪恐悸則降曰憂

伏靈　卅二

恚驚邪恐悸心下脾土也脾土之陰失陽氣通之
而結痛以伏雲甘平味淡通陰土之陰陰乃陽通
結痛自解曰心下結痛陽氣外浮肌表之陰失陽
衛之即惡寒陽氣外浮失陰固之即發熱陽氣外
浮失陰固之而心煩陰失陽運而腹滿以伏雲甘
平味淡通陰土之陰陰土陰利陽氣內伏心煩腹
滿自解曰寒熱煩滿陽氣外浮充水之陰不浮上
水之陰成痰成飲阻礙呼吸氣降而欬逆以茯苓
甘平味淡通陰土伏陰抉痰癖氣陽內伏欬水之

陰有伏陽陽氣其居燥燥自陰降陰氣欲逆口屬脾土焉

火氣也陽氣所浮火氣逆土土中陰陽和土得於

口而口舌舌乱曰口為舌乱小便幸裏也幸裏之

陰得甘平味淡通之陽氣内伏戌土旺中幸裏之

陰即和曰利小便魂木之陽氣也肝木屬陰中之

陽得甘平味淡通利陰土之陰陽氣内伏戌土旺

中氣失其常陰土之陰得其陽生木土氣和則魂

安陽土之陽得其陰生則養神曰久服安魂養神

陰土之陰得陽内通陽土之陽得陰所固陰陽血

伏靈　二十三

豭 音加即牡豕也

氣和於表裏面榮不見饑色可壽延也曰不饑延年

豬苓氣味甘平無毒主痎瘧解毒蠱疰不祥利水道

久服輕身耐老

釋名豭豬屎馬屎曰通豬屎曰苓其塊黑似豬屎

零落故以名之豬苓味甘稟土氣而生淡然無味

其性平和無偏曰豬苓氣味甘平無毒痎字從亥

亥水之陰故痎水之陰積結土中土氣轉運不利

但陽內瘧陽氣浮於肌表之陰失陽衛之而惡寒

陽氣浮於外失土水條陰凝之結故無形如瘧痎以豬

苓[illegible]甘平[illegible]吾甲[illegible]膀胱積結氣〻水降水降運
陽氣內藏毋俱肌表氣和〻瘧自解曰主痎瘧毒
五味五性之偏也凡偏性之味入土中得太陽大
氣運化偏性偏味自化曰解毒蠱疰指
不病也不祥指土中之陰不得卯木災異之變也
中土之陰得太陽大氣輸轉陰氣運得災異之變
卯陰三陽之氣開通水道自利陽氣日蓄不失其
常陰陽血氣運轉毋偏身輕健形色不衰可耐
老曰蠱疰不祥利水道久服輕身耐老

豬苓

二十三

牡桂氣味辛温無毒主上氣欬逆結氣喉痹吐吸利
關節補中益氣久服通神輕身不老
牡陽也即今之桂枝桂皮也箘竹名也釋名箘桂
即今之肉桂厚桂也然生發之機在枝幹故仲聖
方中所用俱是桂枝即牡桂也時醫以桂枝發表
禁不敢用而所用肉桂又必刻意求備皆是由施
治不愈卻罷巧法按桂枝得子水之陽而冬榮其
枝色紫赤得子水之陽而化生氣味辛温無毒之言
新世得子水之陽絕而量 得饑實敢果枝擷經

之骸陰陽表裏經絡陰陽甘氣化氣從秋與其備
也曰牡桂氣味辛温無毒主水之降逆留其表裏氣
道阻在上之氣下降呼吸不利而欬逆以桂枝辛
温氣味無偏運其表裏久逆之水降曰主上氣欬逆
喉候天氣清降水之降氣裏結於中地氣不温生
天氣不能清降喉中化閉以桂枝辛温無偏運其
運其表裏中裏結之降地氣温對天氣清降喉中閉
能曰結氣喉痺吐謂降陽之氣從子辰之左吐出
半表吸謂降陽之氣從午辰之右吸入半表裏吃吸

牡桂

二十四

之氣相和關節之陰氣利以桂枝辛温甘備化子

水之陰濕子辰吐出濕午辰吸入高氣化日新關

節自利也曰吐吸利關節中土得火生即濕之補

曰補中水得陽氣運行即濕之益曰益陰氣陽氣日

葢以其于常表之陽得陰吸裏之陰得陽明之神

明通曰久服通神陽得陰陽助陰得陽助于身輕健

不覺其形得輕身不老

菌桂氣味辛温無毒主百病養精神和顏色為諸藥

先聘通使久服輕身不老面生光華媚好常如童子

箘音窘坊板概出菌
字今菌字易去竹詁
竹字失讀去明之箘字
誤箘解明於下

釋名箘桂箘[illegible]卷如箘竹古謂箘
桂箘作箘字後人誤去為箘習而來俗成復因循
也按牡桂味薄箘桂味厚薄味通表裏經絡之陰
厚味通陰土中陰絡之陰人身〻主以陽為主一
陽大氣入二陰中陰以陽生而精氣神充周陰以
陽生陰氣充益土中下陰合一陽大氣浮子辰左
開陽以陰生而精氣神充外而顏色和曰箘桂氣
味辛溫無毒主百病養精神和顏色爲聘向也箘桂
味厚為洪辛溫〻藥〻長入陰中先問乎何處〻

箘桂　二十五

陰不通而先使之通也曰爲諸菓先聘且使陽之氣
内應陰土應中不失其常裏之陰得陽助表之陽
得陰助於身輕健而見其形而生光彩陰陽之氣
和諧面色常如童子日久服輕身不老而生光華
媚好常如童子

橘皮氣味苦辛溫無毒主胸中瘕熱逆氣利水穀久
服去臭下氣通神
釋名黄橘皮湯液名紅皮食療名陳皮好古曰橘
皮以色紅日久者佳故曰紅皮陳皮去白者曰橘

紅也可稱爲橘皮者爲皆鶴皆者也又云五色由慶

二色由南ノ云外赤内黄氣烟霧郁郁紛紛之象氣

橘實外赤内黄剖之氣霧紛郁ゝ似乎喬雲橘之

説橘又取此意也苦火味辛金氣温木氣胃中之

陽從降而降中氣假陽氣逆上化熱得苦味降逆

上之陽金氣外固中陽之氣内從戌土從中胃中

水穀氣利曰橘皮氣味苦辛温胃氣主胃中瘕熱

逆氣利水穀陽氣至午辰從降則降而失乎常經

去胃中不化水穀之敗味曰久服去臭陽氣下降

橘皮　二十六

内庭戊土庭中降陽陽通而神明於裏曰早擅通神
今々菓業中人云果橘生在廣東新會縣境内五
六月間開細白花結實至次年春月采取果皮色
深紅而其味甜微辛而無陳其年味即苦古名陳
皮之義今々陳皮就此物也次年春月采其年味
圓是西々上品留年冬月採其果色紅而鮮兼黄
果皮味甜微辛而無蒂枚以刀剖作三瓣名之曰
三瓣頭紅今々廣皮隔年采取至江北菓舖中也
少又曰化州橘紅每爪橘紅紀香橘紅綠毛橘紅

紫毛橘紅五爪者爲橘紅皆是柚子皮訛作綠毛

紫毛橘紅皆是真橘之皮訛也近日又新出白毛橘紅種種皆紀正物不可食之愚復贅筆記之學者明之

枸杞氣味苦寒無毒主五內邪氣熱中消渴周痹風濕久服堅筋骨輕身不老耐寒暑

別錄曰根大寒子微寒無毒冬采根春夏采葉秋采莖實 甄權曰枸杞甘平子葉同 宗奭曰枸杞當用梗皮地骨當用根皮子當用紅實其皮寒根皮

枸杞

二十七

大實今人多用其子為補腎藥是未曾考竟爲量
其寒實冷熱用之時珍曰今考本經祇云枸杞不
指是根莖葉子別錄乃增根大寒子微寒字似以
枸杞為苗而甄氏藥性論乃云枸杞甘平子葉皆
同似以枸杞為根寇氏衍義又以枸杞為梗皮皆
是臆說按陶弘景言枸杞根實為服食家用西
河女子服枸杞法根莖葉子俱采用則本經所
列氣味主治蓋通根苗花實而言初無分別也後世
以枸杞子為滋補藥地骨皮為退熱藥始歧而二

〻鷄鴉枸杞苗葉味苦甘寒氣涼根味甘淡寒氣
實子味甘寒氣平氣味既殊又功用自別此後人
莫前人未到之處在也五土藏之數也陽氣偏上
不內藏戌土藏中午陽氣偏上化熱無以左下之陰
精土燥午陽寒口消渴引飲以枸杞苗根甘寒苦
寒無以偏之氣味固藏陽氣戌土土藏中水之陰精
土燥熱中消渴自已陽氣內藏戌土藏中陰得陽
運周身關塞之陰自通陽氣內藏戌土藏中土中
水温內閉之陰自行曰枸杞氣味苦寒無毒主五

枸杞 六

内邪氣熱中消渴周痹風濕陰氣日藏戊土藏中
手少足常水中之陰陽陽昆堅肉中之陰陽陽昆
筋中力彊骨中之陰陽陽昆國飲滑利表之陽陽
陰健裏之陰陽陽健氣血肉充不覺氣形日久服
堅筋骨輕身手老陽氣内藏戊土藏中不失氣常
陰陽陽濕氣令天氣大寒純耐陽氣營子月外開
陽子水之陰濕之夏令天氣大熱純耐曰耐寒暑
木香氣味辛温無毒主邪氣辟毒疫温鬼彊志主淋
露久服不夢寤魘寐竹生紀事之冊

木香

釋名蜜香青木香五香南木香也本名蜜香因其氣
香如蜜也緣沉香中有蜜香遂訛此為木香爾昔
人謂之青木香後人因呼馬兜鈴根為青木香乃
呼此為南木香廣木香以別之今人又呼薔薇為
木香愈亂真矣辛至氣溫木氣香土氣土之降陽
天之太陽太氣溫生其氣臣司香太陽大氣陽辛
金之隂固之內戊土藏中其陽氣備於外其隂
氣分備於內隂中分臣之氣遊表曰木香氣味辛
溫無毒主邪氣辟毒疫溫陽氣也鬼隂氣也陽氣

二十九

偏外失陰明之陰氣偏內失陽明之證言昏氣欲
鬼由祟太陽大氣乃天之生氣固之陽氣內症成
土症中陰乃陽明神志不氣曰混鬼陽氣內症成
土症中明之陰精乃陽生曰殭志陽氣內症成土
症中明之陰精乃陽氣並運之液玉真霧露之
灌溉周身曰玉淋露陽氣內症成土症中不失乎
常內之陰乃陽明外之陽乃陰明寤以神明於外
寐以神明於內證怪之夢自出曰久服不夢寤魘寐
杜仲氣味辛平無毒主腰膝痛補中益精氣堅筋骨

彊志除陰下痒濕小便餘瀝久服輕身耐老

釋名思仲別錄思仙本經木綿時珍曰昔有杜仲服此得道因以名之思仲思仙皆由此義其皮中有銀絲如綿故曰木綿氣辛味平秋氣腰爲腎之府膝爲筋之府腎爲水藏水之陰得陽生而腰骨氣利不痛筋爲木藏木之陽得陰生而膝之關節氣利不痛水藏陽虛木藏陰虛腰膝作痛以秋金氣平之味外固陽氣藏水藏中水藏中陰得陽生腰骨氣利木藏中陽得陰生膝中氣利腰膝痛已

杜仲　三十

曰杜仲氣味辛平無毒主腰膝痛陽氣內固中土之陰得氣陽生曰補中以之陰得氣陽生而精受益曰益精氣以之陰得氣陽生堅骨得氣養而志彊內中之筋得氣陽助而力生氣足曰堅筋骨彊志陽氣內固以土藏中之陰受腠理以乃木氣條達而除下癢濕除曰除陰下癢濕瀝淋瀝足以中之陰得氣陽助而小水道路通調自無餘瀝曰小便餘瀝陽氣內藏戊土藏中介火氣常裏之陰得陽助表之陽得陰助氣生身輕健耐老而延年是乎

形色臭嫩輕務對老猜隨筆

桑根白皮氣味甘寒無毒主傷中五勞六極羸瘦崩中絕脈補虛益氣

典術云桑乃箕星之精箕好風風陽氣也主春甘土味寒冬氣天之太陽大氣至冬令內藏太陰戌土藏中午火至時陽氣即火也陽氣內藏土得火生金得土水得金生木得水生火得木生五行五味相生之氣無偏四時春生夏長秋收冬藏之氣不無偏曰桑根白皮氣味甘寒無毒傷損也中之

土也五土數也勞火矣土也六極指四方上下也陽氣藏戌土藏中央時中土之氣盡損陽氣矣土不藏於下而天一生水不能來於地支之四方上下周身之肌肉不生而瘦以桑根白皮甘寧無備之氣味固陽氣內藏戌土藏中土乃火生而土之降乃益矣陽氣內藏不失於土乃生氣內生子水之降至水之降乃陽左開來於地支四方上下而肌肉生矣曰主傷中五勞六極羸瘦土氣下墜曰崩絕不續也陽不內藏戌土絕其生氣逆不升而下

藥專陸脈畢發春長條稿將擭土桑根白皮甘寒黑
偏之味固陽氣內藏戌土藏中土以陽生而陰堅
脈中陰以陽生土降擾擭土寒以補土損以益曰
崩中絕脈補寒益氣
桑上寄生氣味苦平無毒主腰痛小兒背強癰腫充
肌膚堅髮齒長鬚眉安胎
宗奭曰桑寄生皆言桑上者之實假桑於安之雜
以宣歲之所踐之苦不能生邪抑方宜亦同邪氣
以田鳥食物子落枝節間感氣而生既來今寄生麥

桑上寄生　三十二

穀當生穀不當生此一物也自然造化之氣別是
一物古人惟取桑上者是假其氣化爾第以難得
真者真者下咽必驗如神向見求此於吳中諸邑
者乃遍搜不可得遂以實告之鄰邑以他木寄生
送上服之逾月而死可不慎哉苦火味平秋氣苦
味主降秋金之氣主收所固陰氣下降內經戌土
經中無天氣候之偏曰桑上寄生氣味苦平無毒
陽氣內經戌土經中無偏陰以陽生陽開半表陽
以陰生半表腰實竹降生陽通藏腰痛首腓曰主

腰痛矣太陽藏部經道稽陰土氣濕潤筋脈強

強甚因瘧小兒背強小賴頑降土中內藏之陽氣

恆和足於裏外開半表之陽氣不和足於表背部

經道之筋少柔而強以桑上寄生之苦味降之秋金

之氣固之陽氣內藏戌土藏中降得陽生陽開半

表陽降助背部經道之陰得陽氣濕潤而強自除

曰小兒背強陽氣和內藏戌土藏中肉中之降和

利于降壅滯生癰而經得陽氣內藏戌土藏中肉

中之降得陽內固癰腫自除曰癰腫陽氣內藏戌

桑上寄生

三十三

土旺中降乃陽生陽氣外開陽乃降生肌膚外榮
曰充肌膚水乃陽氣生固髮潤齒堅鬚眉潤澤而
長降乃陽生陽乃降生土旺氣和而胎安曰堅髮
齒長鬚眉安胎

槐實氣味苦寒無毒主五內邪氣熱止涎唾補絶傷
五痔火瘡婦人乳瘕子藏急痛
釋名櫰周禮秋官面三槐三公位焉鄭注云槐
之言懷也懷來遠人於此欲與之謀春秋元命苞
云槐之言歸也古者樹槐聽訟其下使情見歸實

也吾黄赤說顧嘉鶴舞隨筆楮苦火味主降堂
冬氣主藏五土之數邪偏也陽氣偏上陽苦味降
之陽冬令守氣藏之陽氣內固土中陰氣不偏於
內陽氣不偏於外曰槐實氣味苦寒無毒主五內
邪氣熱陽氣也以基也陽氣偏上口津則黏陽氣
內基土中土口津清爽不黏曰熱以涎唾陽氣內
基土中土中明絕之陰回陽氣生助而接續曰補
絕傷五土數也痔隱瘡也陽氣不內基土中土中
水氣濡滯於下穀道之旁之支絡中水氣下壅乘

槐實

三十四

為隱瘡乃陽莖内基土中陰絡中水莖卩隱瘡可陰曰五痔皮膚屢莖之畏火刑火瘡指陽莖不内基土中莖受火刑來瘡陽莖内基土中莖莖不受火刑之瘡自愈曰火瘡陽莖不内基土中婦人乳中之乳癌陰莖内結而硬大如腹中之瘕曰婦人乳癖陽不内基土中子宮之陰火陽莖濕通而急痛曰子宮急痛

柏實氣味甘平無毒主驚悸安五藏益氣除風濕痹久服令人潤澤美色耳目聰明不饑不老輕身延年

釋名猶側柏李時珍曰按魏子才六書精蘊云萬
木皆向陽而柏獨西指蓋陰木而有貞德者故字
從白白者西方也陸佃埤雅云柏之指西猶鍼之
指南也柏有數種入藥惟取葉扁而側生者故曰
側柏寇宗奭曰予官陝西登高望柏千萬株皆一
一西指蓋此木至堅不畏霜雪得木之正氣他木
不及所以受金之正氣所制一一指西也柏實味
甘甘土味平秋氣陽氣固藏之時以藏陽氣內藏
所得秋令之金氣固之陽藏戊土藏中陽土得陽

柏實　三十五

生而罕備曰柏實氣味甘平無毒陽氣資子辰左
開半表陽至午辰化火得亥水之陰土濡中神不
驚不悸午辰之陽化火火交水之陰土濡中神臥
驚而心悸以柏實甘平之氣味外固陽氣內藏戌
土藏中中神不驚中心不悸曰主驚悸五藏指戌
土藏也陽不內藏戌土之液不生得陽內藏臥土
藏液生而安陰得陽助而氣益曰安五藏益氣風
陽氣也濕陰氣也陽氣內藏戌土藏中水氣流通
水氣不閉塞肉中偏痹曰除風濕痹陽得當[illegible]

之宜[illegible]藏土中[illegible]陽明陽回陰明面
顏潤澤而美耳目之竅回陰精濡潤耳目聰曰
久服令人潤澤美色耳目聰明陽氣内藏未裏戌
土藏中陰回陽生陽氣陰液浮子辰左寅戌土陽
回陰生陽開陽闔不失其常面部之神不見饑色
不見其形身輕體健其壽綿長曰不饑不老輕身
延年

大棗氣味甘平無毒主治心腹邪氣安中養脾氣平
胃氣通九竅助十二經補少氣少津液身中不足大

大棗

三十六

驚四肢重和百藥久服輕身延年
釋名乾棗吳瑞曰此即曬乾大棗也味最厚美故
宜入藥甘土味平秋氣無毒無謂無五味五性之
偏也心火位也不謂土位之腹須之邪偏也太陽
大氣在須成土位中陰陽生少陰不偏於裏而
中氣安成土之陰陽少陽生而無偏陰液陽之氣行
子辰左關成土之陽陽陰和平而無偏曰大棗之氣
味甘平無毒主治心腹邪氣安中養脾氣平胃氣
太陽大氣在須成性位生成位土之專精通陽脈九竅

陽陰陽四通調因種隆盛輩上 經記地支十二

亥也太陽大氣不復戌土藏中半裏之陰陽于陰

陽助司氣益津生半表之陽陽于陰助司氣益津

生陰陽之氣屈伸表裏半氣充足司津液不足曰

助十二經補少氣少津液身中不足充水之陰陽

太陽大氣生之神志不驚午火之陽陽充水之陰

陽之神志不驚曰大驚四肢屬脾土脾土之陰陽

陽健之手足不重曰四肢重辛濕辛熱與苦溫氣烈

陽甘平之味偏性即和曰和百藥太陽大氣內藏

大棗 三十七

草

戊土居中水火平常裏之降陽防助表之防陽降
助乎身輕健乎壽延長日久服輕身延年
朴消氣味苦寒無毒主治百病除寒熱邪氣逐五藏
六府積聚固結留瘕能化七十二種石煉餌服之輕
身神仙
釋名消石朴別錄名鹽消綱目名皮消志曰消是
本經之名石乃堅白之號朴者未化之義也時珍
曰此物見水即消又能消化諸物故謂之消生于
◎鹽鹵之地狀似末鹽凡牛馬諸皮須此治熟故今

有肅鹽消煖毒鍊陰盡藝結上下粗朴其由
朴消在上是芒其次芒消是牙其次馬牙消神農
本經只是朴消之石名醫別錄復出芒消宋嘉祐（嘉和消石即是火消朴消即是芒消馬牙消）
本草又出馬牙消一物有精粗之異爾許說不識
此遂致紛紛也苦火味主降寒冬氣主藏一陽之
氣入二陰中收藏其裏戊土中外由秋冬之令裏
之陰得陽生表之陽得陰固不失乎時陰陽氣血
運通於表裏無偏曰朴消氣味苦寒無毒主治百病
除寒熱邪氣逐驅也五藏指五藏也六府指腸穀

朴消

三十八

也土由降發裹之降失陽氣內發裹陰之氣堅積
留於腹中表之陽失陰氣外固軀殼中之陰還以
水利下降氣固括於裹而爲留瘕以朴消之苦降
之隔陽氣內發驅降土堅積之降下降隔陽氣並
溫運而積聚結降瘕除因逆五發六府積聚固結
留瘕土精由石之氣之核也氣之生石猶人筋絡之
生爪也人身陽氣降液合以由子辰左開至午辰
之左數右闔半裹陽氣降液合以又由午辰至子
辰之左數左開半表降陰血歸半裏闔陰失中

时地黄赤黑表青陰精陽運氣運行表裏以日々生
化不息土中所結々陰如石自然運化而消也曰
能化七十二種石以朴消水煎傾入盆中凝結然
塊取起再煎不同煎々次數甚多消々色如銀为
度々消々氣味鹹寒为冬使陽氣内藏戌土藏中
生寒水養物根核々陰能照为夏使陰氣合陽氣
所開辰土中生巳火養物枝葉々陽能消利關節
々陰能滑陰精内合氣陽能氣散肌肉中水氣所
和氣陽能衔大氣内納水中能破收陽氣内生根

朴消 三十九

核々陰此消入地千年不变为神化々品以为煉就
氣銀時々服々能使降汞孚血開閣子午二辰不
失于時于體輕健貌氣神仙日煉餌服之輕为神仙
消石氣味苦寒無毒主治五藏積熱胃脹閉滌去蓄
結飲食推陳致新除邪氣煉之如膏久服輕身
土宿真君曰消石感海鹵之氣所産乃天地至神
之物能穿能熱能消能濟能三焦能善能發能鹹入
地千年變色不变七十二種石化而为水制伏草
木柔潤五金制煉竹石鏈大編叢蓋此冊時珍

曰芒消亦誤乃古今名醫作筆以別錄列於下
消以下誤矣朴消屬水味鹹而寒宜乎性下走水
既土升水中之火也故能治脾土降胃治胃土燥
結熱病消石能散脾土鬱熱以利肝而除胃土肝
調和臟府最宜與倭硫黃同用此合陰陽調和二
氣治濕熱緩疾急之病煅制朴石以除積滯痰飲
蓋硫黃之性燥而下以溫養土臟中之陽以利下
陰消石之性燥而上以開通脾土鬱熱以利于陽
除胃土脾閉飲結消黃之性一降一升一陰一陽

消石　四十

此制方之妙也。今用以造烽火銃砲之藥，必消石
用多乎火藥，直行方大而前；如硫黃用多乎火藥，
旁攻力大而不前。既合火藥，用消黃之多寡，一
定之規，用於消。黃出性寬主降不主升，用消石尊
出性熱主升不主降。二消之性，寬熱升降不同，不
可不出。如本經言乎寬，別錄言乎大寬，正與龍腦
性寬之謬用於似乎辛苦之物，未見大寬。此說說
此物得火則焰生，與樟腦火酒之性同，寬見性寬
大寬之理哉！消石竹〔辛〕〔味〕生〔苦〕經〔寒〕纂〔寒〕選〔辛〕冊[illegible]

普曰神農苦扁鵲甘醫和甘雷公曰辛苦微鹹氣寒

消石嚼之其味微苦微甘微鹹似易辛味合以字

字易辛苦微甘能升降升之陽五藏指土藏也脾

土藏中陽氣内藏不能從子水中左行以消石苦

味降之使土中内藏之熱從子水中左行外榮半

表之陰以消石辛温之氣固陽下降去胃土積聚

之水氣内閉蓄結不化之飲食推去陳腐得收從

腸中下出使陰陽轉運表裏氣血易以致日日新

也曰消石氣味辛苦微甘無毒主治五藏積熱胃

消石

四十

肚閉除去蓄結飲食推陳致新除邪等。以清石入

以其化傾至中使消游結至底取起再其不同次

數使消石於骨之潔白服之使陰陽血氣運行了

開年園而失于常生者輕健日煉之於骨久服輕

身。

竹生紀事之冊

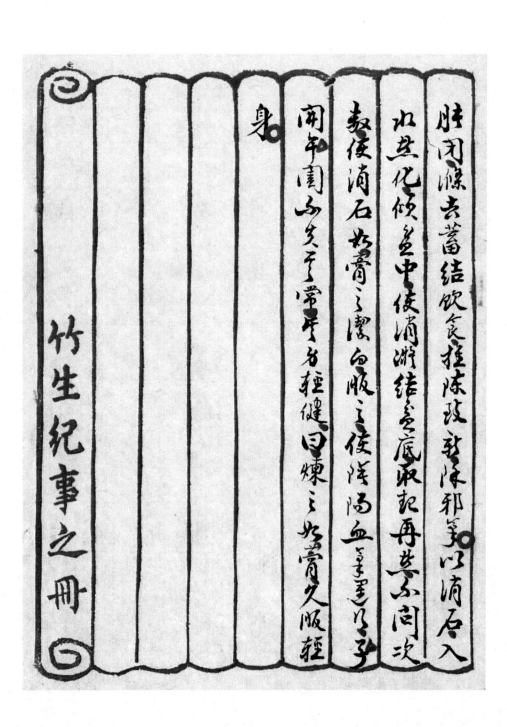

吾亦愛吾齋隨筆

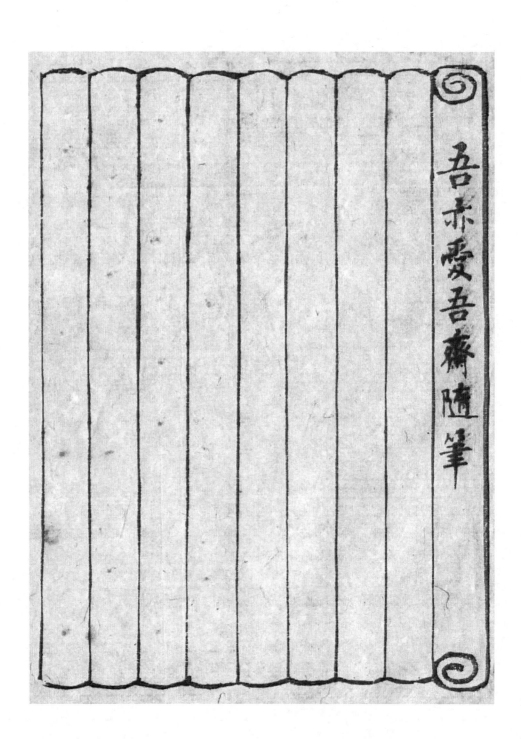

竹生紀事之冊

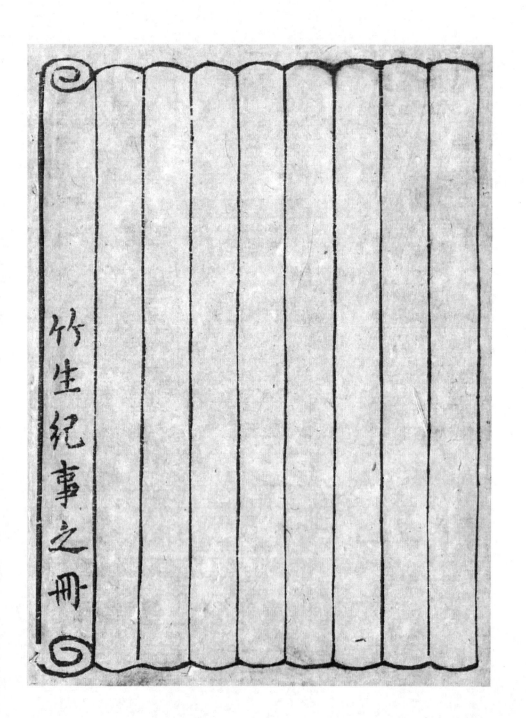